मेरा बच्चा खाना नहीं खाता!!

बाल एवं किशोर आहार पर एक सम्पूर्ण पुस्तक

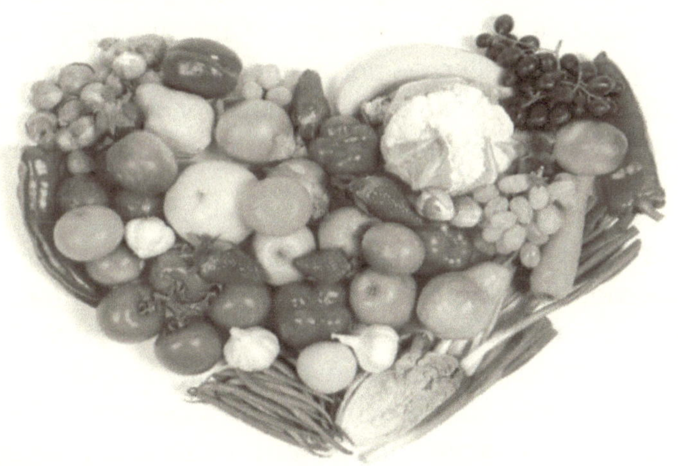

डॉ. मुकुल तिवारी

एम डी, डी सी एच, एफ आई ए पी

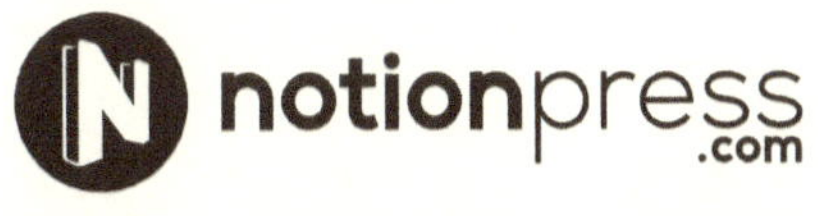

INDIA • SINGAPORE • MALAYSIA

ISBN 979-8-88783-335-4

अध्याय-सूची

प्रस्तावना

मैंने यह पुस्तक अभिभावकों के लिए लिखी है, क्योंकि सही पोषण, एक बच्चे के विकास की आधारशिला है, तथा व्यापक रूप से देखा गया है कि अभिभावक या तो इसकी उपेक्षा कर देते हैं अथवा इसके प्रति नासमझ है। भारतीय बच्चों में अपर्याप्त पोषण, वजन में कमी, कद का छोटा रह जाना इत्यादि समस्यायें प्रमुखता से हैं, किन्तु वर्तमान में मोटापे की समस्या भी व्याप्त है जो कि अत्यंत चिंता का विषय है, क्योंकि इसके दुष्परिणाम अपर्याप्त पोषण से कम हानिकारक नहीं है। फिर बच्चों का ऐसा वर्ग भी होता है जो देखने में "स्वस्थ", वजन में सही या मोटा भी हो सकता है, किन्तु वह किसी न किसी सूक्ष्म पोषक तत्व की कमी से जूझ रहा होता है। अतः सिर्फ वजन ही किसी के स्वास्थ का पैमाना नहीं है तथा ऐसे बच्चों के अभिभावकों को निश्चिंत होकर नहीं बैठना चाहिए।

कई बार मेरे पास चिन्तित मातायें आती हैं और शिकायत करती हैं, "मेरा बच्चा ठीक से नहीं खाता है!!" इस पुस्तक में उनकी इस समस्या का निराकरण है। पुस्तक में स्तनपान पर अध्याय है, जो शिशु का प्रथम पोषक आहार है, उसकी समस्यायें और दिक्कतें भी इसमें सम्मिलित हैं। अन्य महत्वपूर्ण विषय हैं - किशोरावस्था में पोषण, शिशु आहार, जंक फूड, आधार चयापचय दर (Basal Matabolic Rate) प्रतिदिन अनुशंसित मात्रा (Daily Recommended Allowances), भोजन विषाक्तता, भोजन से एलर्जी तथा विशेष किस्म के आहार। यह पुस्तक सार रूप एवं संक्षिप्त है। मैंने यह पुस्तक अभिभावकों को लक्ष्य करते हुये लिखी है और मेरी मंशा है कि उन्हें सुगम पठनीय सामग्री मिले। पाठक ही इस बात को निश्चिंत करेंगे कि इस दिशा में मेरे प्रयास कितने सफल हुये हैं.......

प्राक्कथन

बाल पोषण एक अत्यंत महत्वपूर्ण विषय है। भारत में कुपोषण की गंभीर समस्या है। दूसरी तरफ संपन्न वर्ग में अतिपोषण या मोटापे की समस्या भी बढ़ती जा रही है। बच्चों के पोषण एवं वजन को आधुनिक जीवन शैली के साथ अनुपात में रखना एक चुनौती है। डॉ मुकुल तिवारी ने अभिभावकों के मार्गदर्शन के लिए यह ज्ञानवर्धक पुस्तक लिखी है। खान पान के बारे में बहुत सी भ्रांतियों का भी निराकरण किया है। किशोर पोषण के बारे में भी ज्ञानवर्धक सामग्री है।

मुझे आशा है कि यह पुस्तक भारतीय अभिभावकों के लिए अत्यंत उपयोगी सिद्ध होगी। डॉ. मुकुल तिवारी को शुभकामनाओं सहित।

डॉ. सहजानंद प्रसाद सिंह
एमएस, एफआईएमएस, एफसीजीपी
राष्ट्रीय अध्यक्ष
इंडियन मेडिकल एसोसिएशन

प्राक्कथन

मेरे लिये अत्यंत हर्ष का विषय है कि मुझे इस पुस्तक के लिये प्राक्कथन लिखने का अवसर मिला; क्योंकि इस पुस्तक का विषय - पोषण, मेरा अत्यंत प्रिय विषय है। हमारा देश पोषण के मामले में दो चुनौतियों का एक साथ सामना कर रहा है - कुपोषण एवं मोटापा। अपने बच्चों में पौष्टिक भोजन ग्रहण करने की आदत डालने में अभिभावकों की महती भूमिका होती है। सही सूचनाओं एवं ज्ञान की सहायता से वे इस भूमिका को सरल रूप से निभा सकते हैं। डॉ. मुकुल तिवारी ने अभिभावकों के रूप में सही पाठकों को उस पुस्तक के लिए चुना है। यह पुस्तक संतुलित आहार, स्तनपान जैसे विषयों के आधारभूत सिद्धांतों को समाहित करती हैं। बच्चों के द्वारा ठीक से खाना न खाने की अभिभावकों की चिन्ता, भोजन की विषाक्तता तथा एलर्जी से संबंधित प्रश्नों और समस्याओं का समाधान करने में भी पूर्ण सक्षम है। जंक फूड और तैयार फलों के रस पर स्पष्ट राष्ट्रीय दिग्दर्शिका बनाने के बाद तथा शिशु चिकित्सकों के बीच यह मुद्दा लोकप्रिय होने पर मुझे प्रसन्नता है कि इस पुस्तक में डब्बा बंद शिशु आहार, जंक फूड, सनक से प्रेरित आहार (Food Fads) तथा किशोरावस्था में पोषण इत्यादि विषयों को बड़े स्पष्ट रूप से लिखा गया है। इस पुस्तक में महत्वपूर्ण जानकारियों को पाठकों तक पहुँचाने के लिए बड़ी सुगम्य तथा स्पष्ट भाषा का प्रयोग किया गया है। इस लक्ष्य को आगे बढ़ाने के लिये यदि इस पुस्तक का अन्य स्थानीय भाषाओं में रूपान्तर किया जाये तो अत्यंत सुखद होगा, ताकि अधिक से अधिक अभिभावक स्थानीय भाषाओं में इन जानकारियों को समझ सकें।

डॉ. पीयूष गुप्ता

एमडी, एफआईएपी, एफएनएनएफ, एफएएमएस

राष्ट्रीय अध्यक्ष 2021

इण्डियन एकेडमी ऑफ पीडियाट्रिक

भारतीय भोजन पद्धति पर विश्वास करें

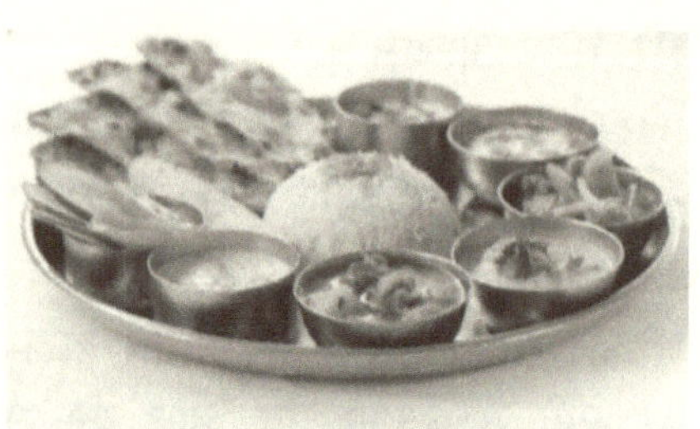

भारतीय भोजन सदा से ही सम्पूर्ण भोजन रहा है, जिसमें उत्तम पोषण के सभी आवश्यक अवयव सम्मिलित है। इसमें सभी चीजें जैसे - प्रोटीन, वसा, कार्बोहाइड्रेट, सूक्ष्म पोषक तत्व, रेशे तथा खनिज शामिल हैं, जो बच्चों के विकास के लिए आवश्यक हैं। दालें, गेंहूँ, सोयाबीन, काला चना, सफेद चना, मूँगफली इत्यादि प्रोटीन से भरपूर होते हैं। गेंहूँ और चावल हमें प्रोटीन और कार्बोहाइड्रेट दोनों उपलब्ध कराते हैं। हमारे घी, तेल तथा मक्खन उत्तम वसा से युक्त होते हैं। सब्जियाँ तथा सलाद हमें सूक्ष्म पोषक तत्व, खनिज एवं रेशा देते हैं। दूध, दही और पनीर उत्तम प्रोटीन देते हैं। इसलिये, हमारी भारतीय थाली एक संतुलित भोजन कही जा सकती है। यदि आप इसमें अण्डा और मांसाहार शामिल कर लेते हैं तो प्रोटीन की मात्रा और गुणवत्ता और अधिक बढ़ जाती है, हालाँकि इनको सम्मिलित करने की कोई बाध्यता नहीं है, और बिना शामिल किये भी हमें सम्पूर्ण पोषक भोजन प्राप्त हो सकता है। हममें से अधिकांश लोगों की प्रोटीन की आवश्यकता, बिना किसी अतिरिक्त प्रयास के, दैनिक भोजन से ही पूरी हो जाती है।मेरा मानना है कि प्रोटीन पाउडर उद्योग तथा मांसाहार उद्योग द्वारा अपने उत्पादों की बिक्री को बढ़ाने के लिये प्रोटीन लेने की आवश्यकता को बढ़ा-चढ़ा कर पेश किया जाता है।

जब अमेरिकन फास्ट फूड श्रृंखला भारत में आयीं, तो हम सब बड़े खुश हुए कि कुछ अच्छा खाद्य पदार्थ हमको मिलेगा। लेकिन इन खाद्य संस्थाओं ने जंक फूड, मोटापे और हृदय की खराबी के अतिरिक्त हमारे बच्चों को और कुछ नहीं दिया। अतः आधार पंक्ति यही है कि भारतीय भोजन उत्तम है।

पोषण क्या है?

पोषण, ठोस अथवा तरल भोजन ग्रहण करने की वह प्रक्रिया है, जो शरीर के विकास, चपापचय एवं शरीर की क्षतिपूर्ति में उपयोगी होती है। पोषण के विभिन्न चरण है, यथा: भोजन ग्रहण करना, पाचन, अवशोषण, परिवहन, आत्मसात, तथा उत्सर्जन। अच्छा पोषण आहार बच्चों को निम्न प्रकार से सहायता करता है।

➢ समुचित विकास

➢ अच्छा मानसिक स्वास्थ्य

➢ स्वस्थ शारीरिक गठन

➢ रोगों से दूर रखने में सहायक होता है।

जब पोषण सामान्य से कम होता है, तब हम अल्प पोषण तथा इसके कुपरिणामों से पीड़ित होते हैं, जैसे - माँसपेशियों का क्षय, वजन कम होना, स्कर्वी रोग, सूखा रोग, रक्ताल्पता (एनीमिया), दृष्टि दोष इत्यादि। अल्पपोषण की समस्या निर्धन वर्ग में ज्यादा पायी जाती है। जब पोषण अथवा कैलोरी आवश्यकता से अधिक होती है तो मोटापे से जुड़ी समस्यायें सामने आती हैं।

पोषक तत्व क्या है?

पोषण एवं संतुलित आहार के आवश्यक तत्व निम्न प्रकार हैं:

➢ कैलोरी

➢ कार्बोहाइड्रेट

➢ प्रोटीन

> वसा

> रेशा (फाइबर)

> सूक्ष्म पोषण तत्व

> जल

संतुलित आहार क्या है?

संतुलित आहार वह है जो-

> पर्याप्त मात्रा में पोषक तत्व उपलब्ध कराये।

> सभी मूलभूत भोजन समूहों के विभिन्न भोज्य पदार्थों को समाविष्ट करता है।

> उपभोग की गयी एवं हमारे शरीर द्वारा उपयोग की गयी कैलोरी में संतुलन स्थापित करता है ताकि हमारे शरीर का वजन स्वास्थ्य सम्मत हो।

> वसा, लवण (नमक), चीनी, मदिरा (अल्कोहल) इत्यादि के अत्यधिक सेवन को निषिद्ध अथवा सीमित करता है।

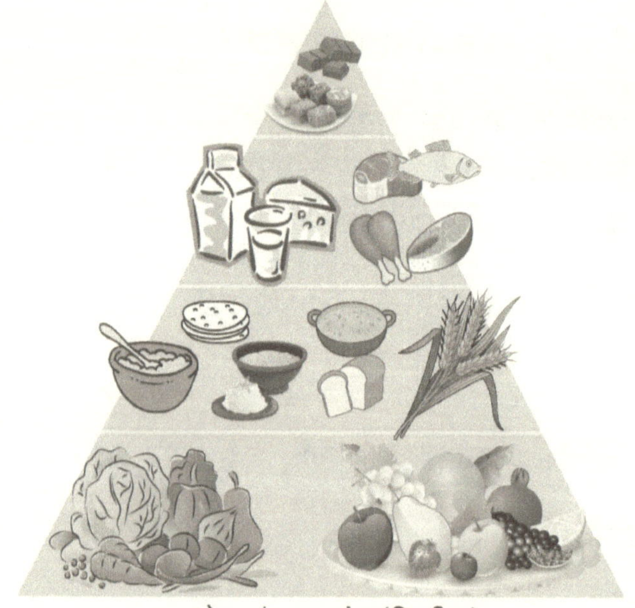

भोजन/आहार शंकु (पिरामिड)

फूड पिरामिड क्या है?

फूड पिरामिड की मदद से हम जान सकते हैं कि हमको किस प्रकार के खाद्य पदार्थ कितनी मात्रा में खाना चाहिए। फूड पिरामिड सबसे पहले संयुक्त राज्य के कृषि विभाग (USDA) द्वारा प्रस्तावित किया गया था। इसे "आहार निर्देशिका पिरामिड" अथवा "उपयुक्त आहार पिरामिड" नाम दिए गए।

इसके मूल में थे धान्य एवं अनाज एवं उनसे निर्मित वस्तुयें जैसे चपाती, ब्रेड, चावल, दलिया, सूजी, इडली, पोहा, पास्ता इत्यादि। इन मौलिक आहार सामग्रियों का सर्वाधिक उपयोग किया जाना चाहिये। अगले स्तर पर है फल एवं सब्जियाँ। तथा तीसरे स्तर पर है - प्रोटीन आहार; दूध एवं दूध के उत्पाद, मेवे, फलियाँ, अण्डा, मछली, मांस इत्यादि। पिरामिड के सर्वोच्च स्तर पर स्थित पदार्थों जैसे - मिठाई केक, पेस्ट्री, आइसक्रीम इत्यादि का सेवन कभी-कभी ही करना चाहिये। "आहार निर्देशिका पिरामिड" का नाम २००५ में नवीनीकरण करके "मेरा पिरामिड" (My Pyramid), तत्पश्चात २०११ में "मेरी थाली" (My Plate) कर दिया गया।

पिछले दशकों में इस पिरामिड में कुछ परिवर्तन आये हैं। आप देख सकते हैं कि नवीनतम आहार अनुशंसा अर्थात् "मेरी थाली" में आहार का एक बड़ा हिस्सा फल एवं सब्जियाँ है, जिसका अर्थ है कि इन पदार्थों का सेवन अधिकतम किया जाना चाहिये। इसके बाद दूसरा बड़ा हिस्सा धान्य एवं अनाज का है। तत्पश्चात् आता है प्रोटीन समूह एवं दुग्ध-उत्पाद।

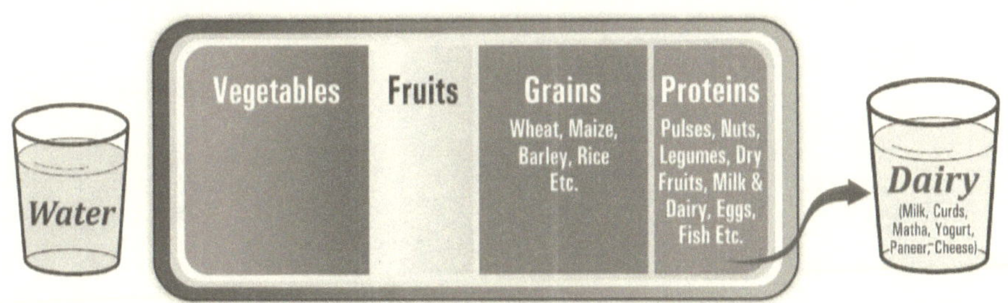

शाकाहारी एवं वीगन के लिए 'आहार पिरामिड':

शाकाहारियों के लिये अलग से कोई 'आहार पिरामिड' नहीं है, उन्हें केवल मांसाहारी भोज्य पदार्थों को छोड़ना है। वीगन को मांसाहार के अतिरिक्त दूध एवं अण्डा भी अपने आहार से अलग करना है।

भारतीय आहार पिरामिड

भारत में भी वही पिरामिड लागू होता है। अन्तर मात्र इतना है कि हम पश्चिमी भोजन/आहार का चुनाव न करके अपने भारतीय पारम्परिक, स्वास्थ्यवर्द्धक एवं पोषक भोज्य पदार्थों का चुनाव कर सकते हैं। उदाहरण के लिए धान्य एवं अन्न समूह में पास्ता एवं ओट्स की जगह दलिया, इडली, सूजी, खिचड़ी, पोहा इत्यादि पदार्थों को अपने भोजन में सम्मिलित कर सकते हैं। इसी प्रकार से अन्य समूहों में किया जा सकता है।

कैलोरी

कैलोरी क्या है?

जब हम भोजन में कैलोरी की बात करते हैं, तो हमारा क्या तात्पर्य होता है? कैलोरी, ऊर्जा को मापने की ईकाई है एवं किलो कैलोरी का लघु रूप है। यदि यह कहा जाये कि अमुक वस्तु में १०० कैलोरी है, तो तात्पर्य यह है कि उस भोज्य पदार्थ अथवा पेय पदार्थ को ग्रहण

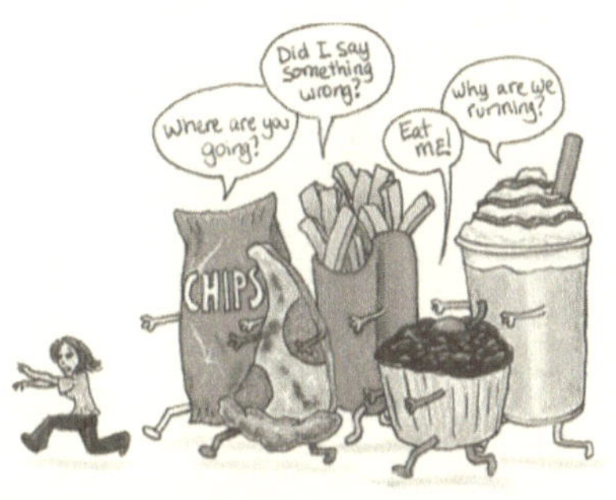

करने से हमारी शरीर को १०० कैलोरी के बराबर ऊर्जा मिलेगी। हम जो भोजन करते हैं, उससे हमें कैलोरी प्राप्त होती है। हमारी कैलोरी की आवश्यकता हमारे शरीर के लिए प्रतिदिन आवश्यक ऊर्जा का माप है। आवश्यक ऊर्जा की मात्रा व्यक्ति की आयु, जीवन शैली तथा शरीर के आकार पर निर्भर करती हैं। एक औसत व्यक्ति को स्वस्थ रहने के लिये प्रतिदिन २५०० कैलोरी की आवश्यकता है। ये मात्रा व्यक्ति की आयु, उसके चयापचय की प्रक्रिया एवं उसके शारीरिक क्रियाकलाप के स्तर के अनुसार बदल भी सकती है। शारीरिक वजन को सही बनाये रखने के लिये जरूरी है कि हम जितनी कैलोरी भोजन से ग्रहण करते हैं, उतनी ही कैलोरी सक्रिय रहकर खर्च भी करें। यदि व्यक्ति अपना वजन घटाना चाहता है, तो उसके द्वारा ली जाने वाली कैलोरी की मात्रा उपयोग में आने वाली कैलोरी की मात्रा से कम होनी चाहिये, और यदि वजन बढ़ाना है तो इसके विपरीत करना चाहिये। यदि व्यक्ति का वजन सामान्य से कम है (यदि BMI १८.५ से कम है) तो उसे डॉक्टर से परामर्श करना चाहिये। वजन बढ़ाने के लिए दैनिक उपयोग में आवश्यक औसत कैलोरी से अधिक कैलोरी का सेवन करना चाहिये।

बच्चों की कैलोरी की आवश्यकता मात्रा:

Table

क्रियाकलाप का स्तर	बालक			क्रियाकलाप का स्तर	बालिका		
	निष्क्रिय	मध्यम सक्रिय	अधिक सक्रिय		निष्क्रिय	मध्यम सक्रिय	अधिक सक्रिय
आयु				आयु			
2	1000	1000	1000	2	1000	1000	1000
3	1000	1400	1400	3	1000	1200	1400
4	1200	1400	1600	4	1200	1400	1400
5	1200	1400	1600	5	1200	1400	1600
6	1400	1600	1800	6	1200	1400	1600
7	1400	1600	1800	7	1200	1600	1800
8	1400	1600	2000	8	1400	1600	1800
9	1600	1800	2000	9	1400	1600	1800
10	1600	1800	2200	10	1400	1800	2000
11	1800	2000	2200	11	1600	1800	2000
12	1800	2200	2400	12	1600	2000	2200
13	2000	2200	2600	13	1600	2000	2200
14	2000	2400	2800	14	1800	2000	2400
15	2200	2600	3000	15	1800	2000	2400
16	2400	2800	3200	16	1800	2000	2400
17	2400	2800	3200	17	1800	2000	2400
18	2400	2800	3200	18	1800	2000	2400

हमें प्रोटीन, वसा एवं कार्बोहाइड्रेट से कितनी कैलोरी लेनी चाहिये?

हमें किसी एक आहार समूह से ही सारी कैलोरी नहीं लेनी चाहिये, चाहें वह कार्बोहाइड्रेट हो, प्रोटीन हो अथवा वसा, बल्कि इन सभी से संतुलित मात्रा में कैलोरी लेनी चाहिये। आवश्यक कैलोरी की मात्रा निम्न प्रकार है:

> वसा : कुल कैलोरी का २०-३५% (औसतन ३०%)

> प्रोटीन : कुल कैलोरी का १०-३५% (औसतन १५%)

> कार्बोहाइड्रेट : कुल कैलोरी का ४५-६५% (औसतन ५५%)

प्रतिदिन की कैलोरी का विभाजन

भोजन दिन में कितनी बार करें?

यह अभी भी बहस का विषय हैं। कई वैज्ञानिक संस्थानों का मानना है कि तीन बार भरपेट भोजन करने की बजाय चार पाँच बार छोटे भोजन करने से ब्लड शुगर सही रहती है, ब्लड कोलेस्ट्रॉल कम होता है तथा वजन भी नियंत्रण में रहता है। १९८० से इस विचार को विस्तृत स्वीकृति मिली। किन्तु नये अध्ययनों के अनुसार इससे कोई अतिरिक्त लाभ नहीं होता है। अमेरिकन सोसाइटी ऑफ न्यूट्रिशन का कहना है कि ३ बार भोजन करने से ५ बार भोजन करना बेहतर है, इस बात के कोई पर्याप्त प्रमाण नहीं हैं, बल्कि नुकसान ज़्यादा है, जैसे कि इससे हानिकारक पदार्थों (स्नैक्स) के समावेश की संभावना अधिक बढ़ जाती है, जबकि ३ बार के भरपेट भोजन अर्थात् नाश्ता, दोपहर का भोजन एवं रात्रि का भोजन अधिक संतुलित एवं स्वास्थवर्धक होता है। ५ बार का भोजन दाँतों के स्वास्थ्य के लिए भी उचित नहीं है तथा ऐसे लोगों के लिए भी नहीं जो अपने लिये भोजन की मात्रा पर नियंत्रण नहीं रख पाते। अतः कुल मिला कर ३ बार का भोजन ही बेहतर है।

वसा

वसा (फैट्स) क्या है?

हमारे आहार के मुख्य पोषक तत्वों, कार्बोहाइड्रेट एवं प्रोटीन के अतिरिक्त वसा तीसरा पोषक तत्व है। आज के मोटापा पीड़ित समाज में लोग वसा के नाम से डरते हैं, परन्तु हर वसा हमारे लिये हानिकारक नहीं होती। वस्तुतः ये हमारे आहार एवं शारीरिक ढाँचे के लिए अत्याधिक उपयोगी तत्व है। हर व्यक्ति को यह जानना आवश्यक है कि अच्छी और बुरी वसा में क्या अंतर है?

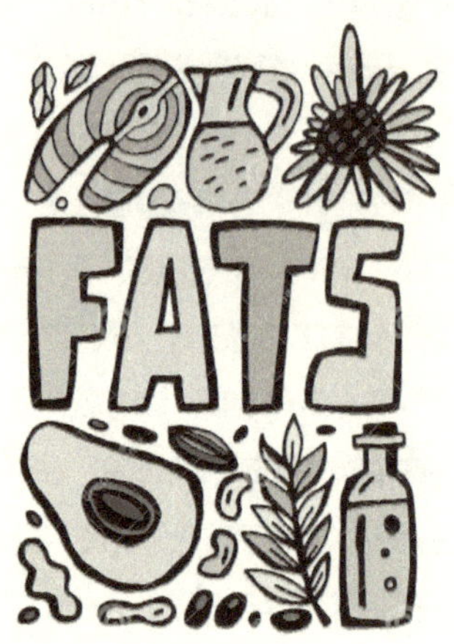

वसा बच्चों के लिए किस प्रकार लाभकारी है?

- वसा, भोजन-उर्जा का सर्वाधिक उच्च स्रोत है। एक ग्राम वसा उर्जा की नौ कैलोरी उपलब्ध कराता है, जबकि एक ग्राम प्रोटीन अथवा एक ग्राम कार्बोहाइड्रेट से ४ कैलोरी उर्जा ही प्राप्त होती है।

- वसा विटामिन के अवशोषण में सहायक होती है। कुछ विटामिन जैसे ए, डी, ई तथा के वसा में घुलनशील होते हैं, अतः वसा की सहायता से शरीर में अवशोषित होते हैं।

- वसा में पाये जाने वाले दो एसिड - DHA एवं ARA, नवजात शिशु के मस्तिष्क एवं तंत्रिका-तंत्र के विकास के लिए अत्यन्त आवश्यक हैं।

- वसा में पाये जाने वाले युग्म एसिड, हमारी रोग प्रतिरोधी क्षमता को बढ़ाते हैं।

- वसा, हमारे शरीर में पाये जाने वाले प्रोस्टाग्लैंडिन जैसे प्रमुख पदार्थों का मौलिक तत्व है। प्रोस्टाग्लैंडिन हॉर्मोन सदृश एक पदार्थ है जो शारीरिक क्रियाओं का नियंत्रित करता है।

- वसा हमारे शरीर में होने वाले विभिन्न हार्मोन में भी सम्मिलित है। यही कारण है कि अत्यन्त दुबली किशोरवय बालिका में यौन संबंधी विकास देर से होता है।

- वसा से हमारी त्वचा स्वस्थ रहती है तथा संपूर्ण प्रतीत होती है। जो वसा ठीक हमारी त्वचा के नीचे स्थित होती है, वह शरीर के तापमान को नियंत्रित करने के लिए इंसुलेशन का कार्य करती है। यही कारण है कि दुबले लोग ठण्ड से तथा मोटे लोग गर्मी से अधिक प्रभावित होते हैं।

- वसा हमारे आंतरिक अंगों के लिए सुरक्षात्मक गद्दी के रूप में कार्य करती है।

आपके बच्चे को कितनी वसा की मात्रा आवश्यक है?

अलग-अलग व्यक्तियों को आवश्यक कैलोरी के आधार पर वसा की अलग-अलग मात्रा की आवश्यकता होती है। उदाहरण के लिए, एक किशोर को अपनी दैनिक जरूरतों की कुल कैलोरी का २५% से ३५% वसा से लेना चाहिए। यह मात्रा अलग-अलग आयु के बच्चों के लिए अलग-अलग होती है।

आयु	वसा-कैलोरी
१ से ३ वर्ष	३०% से ४०%
४ से १८ वर्ष	२५% से ३५%

अधिक वसा आपके बच्चे को किस प्रकार नुकसानदायक है?

यद्यपि आमतौर पर वसा हमारे आहार का एक उपयोगी भाग है, परन्तु आवश्यकता से अधिक कोई भी वस्तु हानिकारक होती है। अत्याधिक मात्रा में वसा लेने से वजन बढ़ना, मोटापा, लड़कियों में पॉलीसिस्टिक ओवेरियन डिज़ीज़ (अंडाशय में गाँठ बनना), मधुमेह, रक्तचाप, जोड़ों की समस्या, साँस लेने में तकलीफ, निद्रा संबंधी समस्या, आलस्य, मनोवैज्ञानिक

समस्यायें, हृदय रोग अथवा आघात इत्यादि समस्यायें होने लगती हैं। विस्तृत जानकारी के लिए कृपया इसी पुस्तक का अध्याय नंबर 21 - मोटापा पढ़िये।

वसा के प्रकार

असंतृप्त (Unsaturated) वसा:

असंतृप्त वसा सबसे उत्तम प्रकार की वसा मानी जाती है। इसमें बहु-असंतृप्त तथा एकल असंतृप्त वसा सम्मिलित है। ये शिशुओं में मस्तिष्क तंत्रिका एवं आँखों के विकास के लिए महत्वपूर्ण हैं। ये रक्त में स्वस्थ HDL (कॉलेस्टेरोल) की वृद्धि करते हैं, जिससे हृदय रोग एवं हृदयाघात का खतरा कम होता है।

मेवे, बीज, कैनोला तेल, जैतून का तेल, मृदु-मक्खन (बिना हाइड्रोजनीकरण की प्रक्रिया से तैयार किया गया) सैल्मॉन मछली तथा अवोकैडो असंतृप्त वसा के उत्तम स्रोत हैं।

संतृप्त (Saturated) वसा:

संतृप्त वसा सामान्य तापमान (रूम टेम्परेचर) में ठोस अवस्था में रहता है। संतृप्त वसा स्वास्थ्य के लिये हानिकारक तथा जोखिम बढ़ाने वाला माना जाता है। अगर व्यक्ति सीमा से अधिक इनका सेवन करता है तो कॉलेस्टेरोल का स्तर बढ़ जाता है तथा हृदय रोग एवं आघात की आशंका बढ़ जाती है। इस बात पर अभी बहस जारी है कि क्या संतृप्त वसा वाकई हानिकारक होते हैं। संतृप्त वसा घी, मक्खन, क्रीम, मांस, बेकन, मुर्गी की त्वचा, नारियल के तेल, पाम ऑइल तथा कोकोआ मक्खन में पायी जाती है। स्वस्थ पोषण आहार में संतृप्त वसा से कुल कैलोरी का केवल दस प्रतिशत ही लेना चाहिए।

ट्रांस फैट्स (वसा):

ट्रांस फैट्स स्वास्थ्य के लिये हानिकारक वसा है। ये रक्त में बुरे कॉलेस्ट्रॉल की मात्रा को बढ़ाते है तथा अच्छे कॉलेस्ट्राल की मात्रा को घटा देते है जिससे हृदय रोग एवं हृदयाघात की आशंका बढ़ जाती है। तला हुआ फास्ट फूड, पहले से पैक किया गया भोजन जैसे कुकीज़, क्रैकर्स तथा वैफल्स इत्यादि

ट्रांस फैट के स्रोत हैं। ये वसा पैकेज्ड और बेक्ड भोज्य पदार्थों की जीवन अवधि को बढ़ाते हैं, जो आपके मुँह का स्वाद बढ़ाते हैं।

वसा एवं आपका शिशु:

2 वर्ष से कम आयु के शिशुओं को फुल फैट आहार जैसे दूध, दही तथा पनीर की सिफारिश की जाती है। वसा शिशुओं को ऊर्जा एवं आवश्यक पोषक तत्वों का स्रोत उपलब्ध कराती है।

जब तक शिशु 2 वर्ष का न हो जाये, उसे कम वसा युक्त दूध, सोया दूध, चावल का दूध, अथवा बादाम का दूध नहीं देना चाहिए। यदि आपके शिशु को गाय के दूध से एलर्जी है तो उसे दो वर्ष तक मां का स्तनपान ही कराना चाहिये।

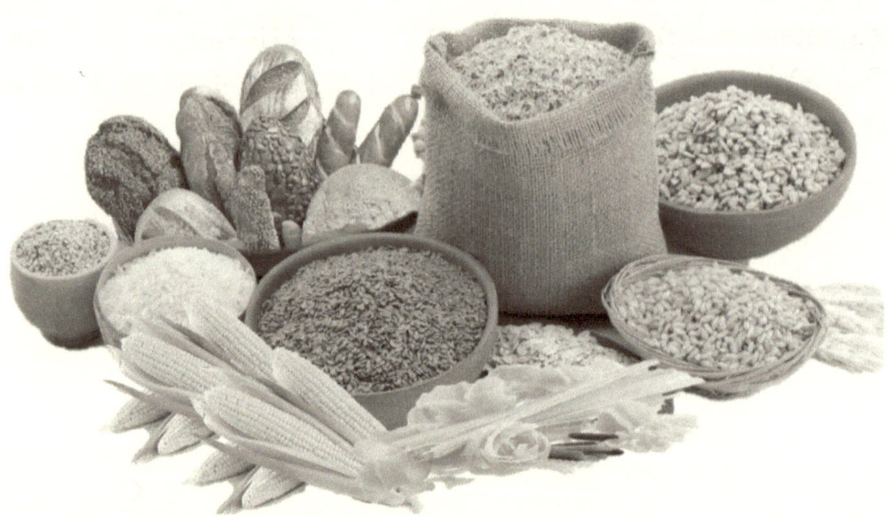

कार्बोहाइड्रेट्स क्या हैं?

कार्बोहाइड्रेट्स हमारे आहार का एक प्रमुख घटक हैं जिससे हमें ऊर्जा प्राप्त होती है। ये मुख्यतः शर्करा है तथा शरीर आवश्यकतानुसार ऊर्जा प्राप्त करने के लिए इसका उपयोग करता है।

शरीर को कार्बोहाइड्रेट्स की आवश्यकता क्यों होती है?

कार्बोहाइड्रेट्स हमारे शरीर का मुख्य ईंधन हैं। वे हमारे मस्तिष्क, माँसपेशियों तथा केन्द्रीय तंत्रिका-तन्त्र के सभी क्रियाकलापों/गतिविधियों के लिए आवश्यक ऊर्जा की आपूर्ति करते हैं। ये हमारे रोग प्रतिरोधी तन्त्र के लिए भी अहम भूमिका निभाते हैं। ये प्रजनन की क्षमता विकसित करते हैं। ये रोग

निरोधी होते हैं तथा रक्त का थक्का जमाने में सहायक होते हैं। बहु-शर्करा (Polysaccharide) कार्बोहाइड्रेट्स ऊर्जा का भंडारण करने में सहायक होते हैं तथा शरीर निर्माण का मुख्य घटक भी होते हैं। ये सहायक एंजाइम बनाने में भी प्रमुख घटक के रूप में कार्य करते हैं; उदाहरण के लिए रिबोन्यूक्लिक एसिड (RNA) एवं डिऑक्सीरिबोन्यूक्लिक एसिड (DNA)।

कार्बोहाइड्रेट्स कितने प्रकार के होते हैं?

सभी कार्बोहाइड्रेट्स समान नहीं होते। मुख्यतः कार्बोहाइड्रेट्स तीन प्रकार के होते हैं।

1. साधारण कार्बोहाइड्रेट्स (शर्करा) एक अथवा दो प्रकार की शर्करा से बनी होती है। जो शीघ्र ही टूट कर पच जाती है। हमारे आहार में सम्मिलित शर्करा, गन्ने की शर्करा एवं फलों की शर्करा आदि में साधारण शर्करा होती है। हाल ही में किए गए शोधों से यह बात सामने आयी है कि कुछ साधारण कार्बोहाइड्रेट्स रक्त शर्करा (Blood Sugar) के स्तर को अत्याधिक बढ़ा सकते हैं, जिसके फलस्वरूप इंसुलिन हॉरमोन अत्याधिक मात्रा में उत्सर्जित होने लगता है। इससे भूख अधिक लगने लगती है तथा शरीर में अतिरिक्त वसा जमने लगती है।

2. जटिल कार्बोहाइड्रेट्स, जिन्हें स्टार्च (Starch) के स्टार्च के नाम से भी जाना जाता है, कई प्रकार की शर्करा से निर्मित होते हैं, तथा प्राकृतिक (ब्राउन राइस) तथा परिष्कृत (व्हाइट ब्रेड) दोनों ही अवस्थाओं/रूपों में पाये जाते हैं। इसका निर्माण जटिल होता है तथा इनके पाचन में भी अधिक समय लगता है। जटिल कार्बोहाइड्रेट्स में जौ, गेहूँ, दलिया, ब्राउन राइस, ओट्स, आलू इत्यादि आते हैं। जटिल कार्बोहाइड्रेट्स आहार रक्त प्रवाह में धीरे-धीरे घुलता तथा इंसुलिन को मध्यम स्तर तक बढ़ाता है, जो भूख को स्थिर करता है एवं परिणामस्वरूप वसा के रूप में कुछ ही कार्बोहाइड्रेट्स एकत्रित होते हैं। अपरिष्कृत कार्बोहाइड्रेट साबुत अनाज, ब्राउन राइस, पास्ता तथा भूसी/चोकर वाले अन्न में पाया जाता है तथा धीरे-धीरे पचता है। इनमें विटामिन, खनिज एवं रेशे होते हैं जो स्वास्थ्यवर्धक होते हैं। कार्बोहाइड्रेट के अंतर्गत आने वाले रेशेयुक्त एवं पोषण से भरपूर सब्जी, फल एवं फलियां अच्छे स्वास्थ्य एवं शारीरिक गतिविधियों के लिए आवश्यक है।

3. तीसरे प्रकार के कार्बोहाइड्रेट अपचनीय होते हैं जिन्हें रेशे (Fibre) भी कहते हैं। शरीर इन रेशों का इतना सूक्ष्म विभाजन नहीं कर पाता कि उनका अवशोषक हो सके। ये शरीर में ऊर्जा की आपूर्ति का स्रोत नहीं होते, अपितु अन्य कई प्रकार से स्वास्थ्य के लिये लाभकारी होते हैं।

कार्बोहाइड्रेट के स्रोत:

कार्बोहाइड्रेट	उप श्रेणी	प्राथमिक स्रोत
साधारण	एकल शर्करा, द्वि-शर्करा	सफेद चीनी, ब्राउन शुगर फल इत्यादि
जटिल	बहु-शर्करा, स्टार्च	ब्रेड, फल, सब्जियाँ, मेवे, फलियाँ
रेशे	घुलनशील, अघुलनशील	चोकर, सब्जियाँ, फल, मेवे, फल, फलियाँ

अच्छे कार्बोहाइड्रेट	बुरे कार्बोहाइड्रेट
जटिल	साधारण
पचाने में कठिन	पचाने में सरल
पचने के दौरान कैलोरी नष्ट करते हैं	कैलोरी नष्ट नहीं करते हैं
लम्बे समय तक भूख नहीं लगती	जल्द ही भूख लगने लगती है
धीमा एवं निरंतर ऊर्जा का प्रवाह	त्वरित ऊर्जा एवं अचानक ऊर्जाहीनता
प्राकृतिक शर्करा	परिष्कृत शर्करा
रक्त शर्करा का स्तर नहीं बढ़ाते	तीव्रता से रक्त शर्करा का स्तर बढ़ाते हैं
निम्न ग्लायसीमिक इंडेक्स	उच्च ग्लायसीमिक सारणी/सूचकांक
वसा कम करने में सहायक	वसा बढ़ाने में सहायक
इसकी सिफारिश की जाती है	इसकी सिफारिश नहीं की जाती है

अच्छे बनाम बुरे कार्बोहाइड्रेट (ग्लाइसीमिक इण्डेक्स):

ग्लाइसीमिक इण्डेक्स वह पैमाना है जो यह तुलना करता है कि जो कार्बोहाइड्रेट्स हम ग्रहण करते हैं, हमारा शरीर कितनी जल्दी उसको पचाकर हमारा शुगर लेवल बढ़ा देता है। इस पैमाने की श्रेणी 0-100 तक होती है। शीघ्र रक्त शर्करा को बढ़ाने वाला भोजन इस पैमाने पर उच्च श्रेणी में होता है तथा उसे ही खराब कार्बोहाइड्रेट्स कहते हैं। जो भोजन आँतों द्वारा

धीरे-धीरे अवशोषित होता है, रक्त शर्करा को उतनी शीघ्रता से नहीं बढ़ाता है। ज्यादा ग्लाइसीमिक इण्डेक्स वाले खाद्य पदार्थों में परहेज करना चाहिये।

ग्लाइसीमिक इण्डेक्स

अनाज/स्टार्च		सब्जियाँ		फल		डेयरी		प्रोटीन	
राइस ब्रान	27	शतावरी	15	नारंगी	25	कम चिकनाई वाला दही	14	मूँगफली	21
छिलकेदार अन्न	42	ब्रोकली	15	सेब	38	सादा दही	14	सूखी फलियाँ	40
स्पेगेटी	42	सेलेरी	15	आडू	42	सम्पूर्ण दूध	27	दालें	41
स्वीटकॉर्न	54	खीरा	15	संतरा	44	सोया मिल्क	30	राजमा	41
जंगली चावल	57	सलाद	15	अंगूर	46	चिकनाई रहित दूध	32	मटर की दाल	45
शकरकन्द	61	मिर्च	15	केला	54	क्रीम निकला हुआ दूध	32	लीमा बीन्स	46
सफेद चावल	64	पालक	15	आम	56	चॉकलेट+दूध	35	चना दाल	47
खस-खस	65	टमाटर	15	अनानास	66	फलयुक्त दही	37	पिन्टो बीन्स	55
गेहूँ की ब्रेड	71	चना	33	तरबूज	72	आइसक्रीम	61	लोबिया	59
मुसली	80	पकी गाजर	39						
भुना आलू	85								
ओटमील	87								
टैको शैल्स	97								
सफेद ब्रेड	100								
सफेद बगेल	103								

प्रोटीन्स

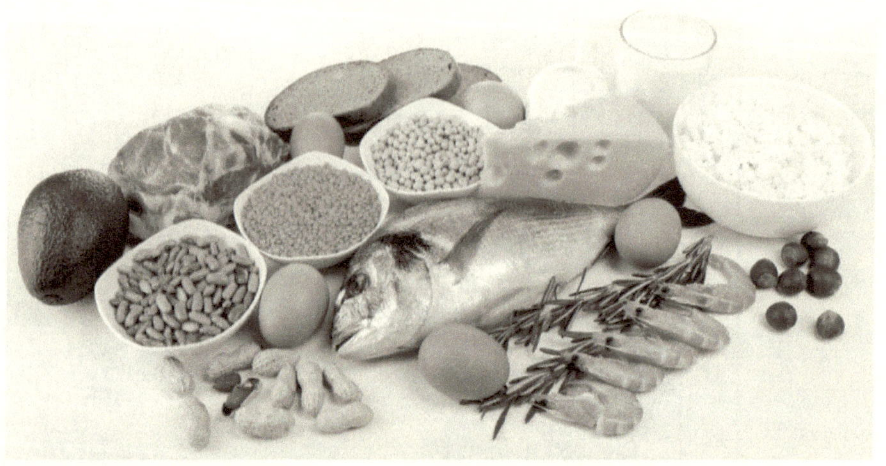

प्रोटीन्स क्या हैं?

प्रोटीन हमारे आहार का मुख्य घटक है तथा बृहद पोषक होता है।ये अमीनोएसिड की छोटी-छोटी इकाइयों से मिलकर बना होता है। लगभग 20 प्रकार के अमीनोएसिड के संयोग से प्रोटीन का निर्माण होता है।

प्रोटीन से हमें क्या लाभ है?

प्रोटीन हमारे शारीरिक विकास, ऊतकों के निर्माण तथा शरीर के ऊतकों एवं अंगों के संचालन और उनके क्रियाकलापों के नियंत्रण के लिए आवश्यक होते हैं। ये शरीर में रोग प्रतिरोधी तत्व (हमारा रक्षातन्त्र) के

उत्पादन, विभिन्न एंज़ाइम तथा हॉर्मोन के उत्पादन के लिए भी उत्तरदायी होते हैं।

पशु प्रोटीन बनाम शाकाहारी प्रोटीन:

यह एक बड़े विवाद का विषय है। अभी तक माना जाता रहा है कि बढ़ते बच्चों की प्रोटीन की आवश्यकता को पूर्ण करने के लिए पशु प्रोटीन, शाकाहारी प्रोटीन की अपेक्षा अधिक बेहतर है। कारण यह कि पशु प्रोटीन सम्पूर्ण प्रोटीन है, अर्थात् इनमें सभी प्रकार के एमीनोएसिड है जो हमारे शरीर के ऊतकों द्वारा अपेक्षाकृत अधिक ग्राह्य होते हैं, जबकि शाकाहारी प्रोटीन में किसी न किसी अमीनो एसिड की कमी होती है। किन्तु, पशु-प्रोटीन से हमारे शरीर में अतिरिक्त कोलेस्ट्रॉल तथा संतृप्त वसा बढ़ने का खतरा बना रहता है, कभी-कभी अतिरिक्त हॉर्मोन तथा एंटीबायोटिक भी हमारे शरीर में पहुँच सकते हैं। इनसे कैंसर की भी संभावना बढ़ती है। यदि आप विभिन्न प्रकार के शाकाहारी स्रोतों से प्रोटीन ग्रहण करते हैं तो आपको लगभग हर प्रकार का एमीनो एसिड मिल सकता है और किसी प्रकार की कोई समस्या नहीं।

वीगन (Vegans) के लिए क्या?

वीगन लोगों को आवश्यक प्रोटीन की मात्रा से 25% और अधिक लेना चाहिए। हमारे शरीर में पादप प्रोटीन की अपेक्षा पशु प्रोटीन का चयापचय अधिक आसानी से हो जाता है, अतः पादप प्रोटीन की अधिक मात्रा लेने से इस अन्तर को कम किया जा सकता है।

प्रोटीन की दैनिक आवश्यकता:

बच्चे की दैनिक प्रोटीन की आवश्यकता, उसकी आयु, शारीरिक क्रियाकलाप एवं लिंग के अनुसार बदलती रहती है। विकसित एवं वयस्क लोगों की अपेक्षा बढ़ते हुए बच्चों एवं युवाओं को अधिक प्रोटीन की आवश्यकता होती है, पुरूषों को स्त्रियों की अपेक्षा अधिक प्रोटीन की आवश्यकता होती है। एक सामान्य निर्देशिका के अनुसार लोगों को विभिन्न स्तरों पर निम्न प्रकार से प्रोटीन की आवश्यकता हो सकती है।

आयु वर्ग	प्रोटीन/पाउण्ड	प्रोटीन की दैनिक आवश्यकता
जन्म से लेकर 6 माह	1 ग्राम	9–10 ग्राम
6 माह से 1 वर्ष	0.75 ग्राम	10–14 ग्राम
1 वर्ष से 6 वर्ष	0.6 ग्राम	14 से 20 ग्राम
6 से 15 वर्ष	0.5 ग्राम	28 से 50 ग्राम
वयस्क	0.36 ग्राम	50 से 60 ग्राम

अतिरिक्त प्रोटीन की आवश्यकता-जीवन की विभिन्न परिस्थितियों में सामान्य से अधिक प्रोटीन की आवश्यकता होती है, वे परिस्थितियाँ निम्नानुसार हैं-

➢ गर्भवती एवं दुग्धपान कराने वाली माताओं के लिए 15 से 25 ग्राम अतिरिक्त प्रोटीन की आवश्यकता रहती है।

➢ शैशव, बाल्यकाल एवं किशोरावस्था में तीव्र विकास के दौरान 5 से 15 ग्राम

➢ बीमारी, चोट, अथवा खेलकूद प्रशिक्षण के दौरान 10 से 20 ग्राम

➢ वयस्कों में पुरुषों को महिलाओं की अपेक्षा 10 से 20 ग्राम ज़्यादा प्रोटीन की आवश्यकता प्रतिदिन होती है।

आपके लिए वास्तव में कितना प्रोटीन आवश्यक है?

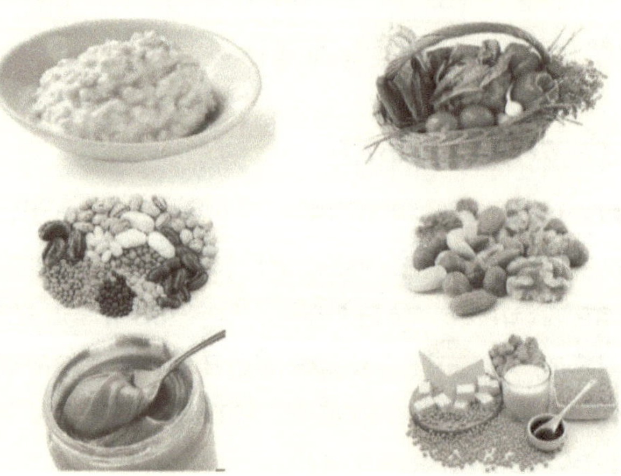

Top 6 Vegetarian Protein Sources

आमतौर पर ऐसा कहा जाता है कि हमें कुल दैनिक कैलोरी का 15%-20% प्रोटीन से लेना आवश्यक है, लेकिन अगर इससे थोड़ी कम मात्रा भी ले तो वो भी हमारे लिए पर्याप्त होती है। यदि शिशु, बच्चा एवं वयस्क केवल 10% कैलोरी प्रोटीन से प्राप्त करे तो भी उसे सारे प्रोटीन मिल जाते हैं. उदाहरण के लिए यदि एक दिन में आप औसतन 2000 कैलोरी ग्रहण करते हैं, तो इसमें से कम से कम 200 कैलोरी प्रोटीन की होना चाहिए। प्रोटीन के एक ग्राम में चार कैलोरी होती हैं। इस तरह से 50 ग्राम प्रोटीन में 200 कैलोरी बननी चाहिए। अधिकांश बच्चे एवं वयस्क बिना किसी विशेष प्रयास के ही प्रतिदिन कुल कैलोरी का 10% प्रोटीन से, अपने सामान्य भोजन से ही ग्रहण कर लेते हैं। ऐसी अवस्थायें जब शरीर को प्रोटीन की अधिक आवश्यकता होती है, जैसे - गर्भधारण, स्तनपान, तीव्र विकास की अवस्था, किशोरावस्था, ज्यादा खेल कूद या व्यायाम, बीमारी, चोट इत्यादि; तब यही मात्रा बढ़कर 15% से 20% तक आवश्यक हो जाती है।

प्रोटीन के स्रोत

ये स्रोत दो प्रकार के हैं: शाकाहारी एवं माँसाहारी स्रोत।

शाकाहारी स्रोत:

- दलहन जिसमें - अरहर की दाल, चने की दाल, उड़द दाल, मूँग दाल, सूखी फलियाँ, राजमा, काला चना, सफेद चना, हरा चना, नेवी बीन्स, पिन्टो बीन्स आदि सम्मिलित हैं।

- अनाज जिसमें गेहूँ, जौ, चावल, जई, ज्वार, बाजरा, जंगल चावल, राई, टैफ, ट्रिटिकेल (एक प्रकार का गेहूँ), मसूर, बाम्बारा, मूँगफली, अर्थ पी (एक प्रकार की मटर), बैच (एक प्रकार की मटर), लूपिन्स आदि सम्मिलित हैं।

- सूखे मेवे जैसे काजू, मूँगफली, पिस्ता, बादाम, अखरोट इत्यादि।

माँसाहारी स्रोत:

- अण्डा, चिकन, मछली, झींगा, भेड़/बकरे का मांस, मांसाहारी प्रोटीन के प्रमुख स्रोत हैं। इस ग्रुप में दूध तथा अंडे प्रोटीन के सुलभ स्रोत हैं।

आवश्यक अमीनो एसिड क्या होते है?

आवश्यक अमीनो एसिड जिन्हें हम अपरिहार्य अमीनो एसिड भी कह सकते हैं, वे होते है जिन्हें हम अपने भोजन/आहार के द्वारा ही पा सकते हैं। हमारा शरीर स्वतः उनका निर्माण नहीं कर सकता। 20 अमीनो एसिड में से 9 आवश्यक हैं, किन्तु वयस्कों को उनमें से केवल आठ की आवश्यकता होती है: वैलाइन, आयसोल्यूसाइन, ल्यूसाइन, लाइसाइन, मीथियोनाइन, थ्रियोनाइन, फिनाइलैलानाइन एवं ट्रिप्टोफैन (Valine, Isoleucine, Leucine, Lysine, Methionine, Threonine, Phenylalanine and Tryptophan) नौवां अमीनो एसिड, हिस्टीडाइन (Histidine) केवल शिशुओं के लिए आवश्यक होता है। हमारा शरीर अमीनो एसिड को जमा नहीं करता अतः अमीनोएसिड की प्रतिदिन आपूर्ति आवश्यक है।

अनावश्यक एवं कंडीशनल अमीनो एसिड:

अनावश्यक एक भ्रामक शब्द है, क्योंकि वास्तव में ये अमीनो एसिड हमारे शरीर में महत्वपूर्ण भूमिका का निर्वाह करते हैं, किन्तु चूँकि इन्हें हमारे शरीर द्वारा निर्मित किया जा सकता है, इसलिए इन्हें अनावश्यक कहा जाता है। 11 अनावश्यक अमीनो एसिड में से आठ कंडीशनल अमीनो एसिड कहलाते हैं। जब आप रूग्णावस्था में होते हैं अथवा तनाव में होते हैं, तब आपका शरीर आवश्यकतानुसार पर्याप्त मात्रा में इन अमीनो एसिड का उत्पादन करने योग्य नहीं होता। अमीनो एसिड की इस सूची में ऑर्जीनाइन, ग्लूटामाइन, टाइरोसाइन, सिस्टीन, प्रोलाइन, सेराइन, ऑर्नीथाइन (Arginine, Glutamine, Tyrosine, Cysteine, Glycine, Proline, Serine and Ornithine) सम्मिलित हैं। बाकी तीन - एलानाइन, एस्पैराजाइन तथा एस्पारटेट (Alanine, Asparagine and Aspartate) अमीनो एसिड कंडीशनल नहीं हैं।

रेशेयुक्त भोज्य पदार्थ

रेशेयुक्त भोज्य पदार्थ क्या है?

रेशे का मुख्य स्रोत शाकाहारी भोज्य पदार्थ है, एवं यह भोजन का वह भाग है जिसे पाचन तंत्र द्वारा पचाया नहीं जा सकता। रेशे संतुलित आहार का महत्वपूर्ण भाग है। सही मात्रा में रेशेयुक्त भोजन लेने से हृदयरोग, मधुमेह, वजन बढ़ने जैसे समस्याओं तथा कुछ प्रकार के कैंसर से बचा जा सकता है। ये हमारे पाचन को भी सही करता है। लेकिन आज की

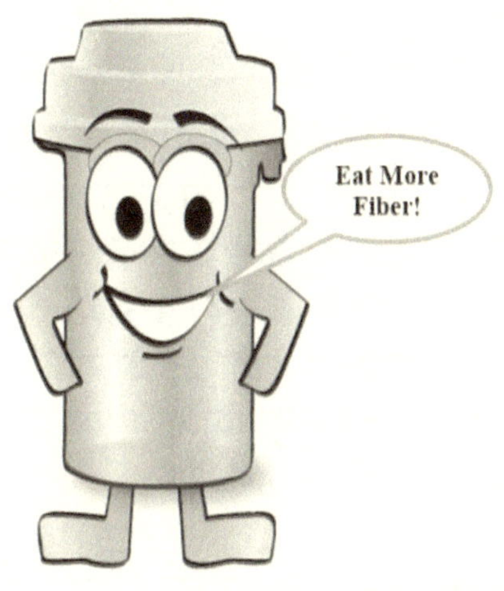

जीवन शैली में अधिकतर लोग ऐसा आहार लेते हैं, जिसमें पर्याप्त रेशा नहीं होता है। जैसा की पूर्व में बताया है, रेशे केवल उसी आहार में होते हैं, जो पौधों से प्राप्त होता है। मांसाहारी भोज्य पदार्थों जैसे, मांस, मछली, तथा डेयरी उत्पादों में रेशे नहीं होते हैं।

रेशे के प्रकार

रेशे दो प्रकार के होते हैं - घुलनशील तथा अघुलनशील। दोनों ही प्रकार के रेशे किसी न किसी रूप में हमारे शरीर के लिए लाभदायक होते हैं, अतः सामान्य पोषक आहार में दोनों को ही सम्मिलित किया जाना चाहिए। पर्याप्त मात्रा में मोटा अनाज तथा प्रचुर मात्रा में फल एवं सब्जियों का सेवन इस बात को सुनिश्चित करता है कि वयस्क अथवा बच्चे पर्याप्त मात्रा में रेशे युक्त भोजन ले रहे हैं।

घुलनशील रेशे शरीर के द्वारा पचाये जा सकते हैं। ये पाचन प्रक्रिया के दौरान निकलने वाले द्रव्य पदार्थ के साथ मिलकर आंत में जैल के समान पदार्थ में परिवर्तित हो जाते हैं। यह जैल पाचन प्रक्रिया को धीमा बनाता है। इससे अधिक लम्बे समय तक पेट के भरे होने का अहसास होता है और इस तरह से रेशे वजन को संतुलित रखने में सहायक होते हैं। ये रक्त में कोलेस्ट्रॉल की मात्रा तथा हृदय रोग की आशंका को कम कर सकते हैं। यदि आपको कब्ज की समस्या है, तो फल, सब्जी, सलाद, ओट्स, अलसी इत्यादि के जरिये भोजन में रेशे की मात्रा बढ़ाने से कब्ज की समस्या दूर की जा सकती है। अन्य भोज्य पदार्थ जिनमें रेशे पाये जाते हैं, वे हैं - ओट्स, जौ, राई, सेव, केला, जड़दार सब्जियाँ - गाजर, आलू इत्यादि।

अघुलनशील रेशे पचते नहीं हैं। ये अघुलनशील रेशे पेट में कब्ज होने से रोकते हैं तथा मल को मुलायम करते हैं। ये आँतों में बिना टूटे आगे बढ़ते हैं तथा अपने साथ अन्य भोज्य पदार्थों को भी आसानी से आगे बढ़ाते हैं। ये रेशे आँतों को स्वस्थ रखते हैं तथा पाचन समस्याओं को दूर करते हैं। अघुलनशील रेशे के अच्छे माने जाने वाले स्रोतों में गेहूँ की रोटी, चोकर, अनाज, मेवे तथा विभिन्न प्रकार के बीज सम्मिलित हैं। ये रेशे वजन घटाने में भी सहायक होते हैं।

हमें कितना रेशायुक्त भोजन लेना चाहिये?

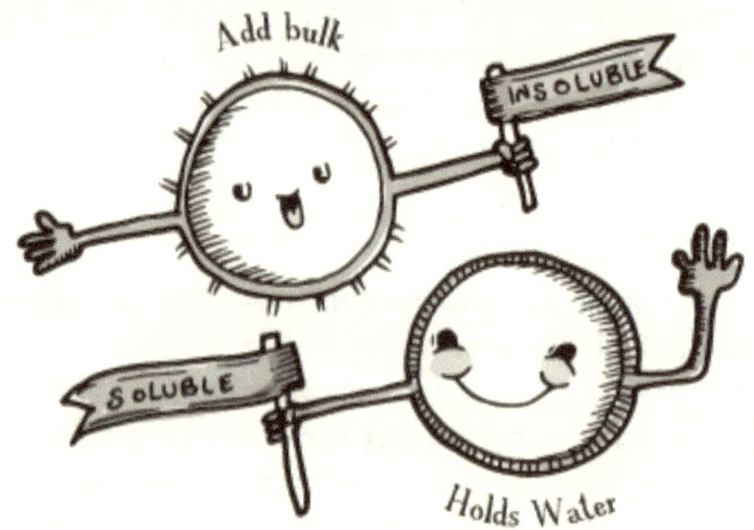

औसतन एक वयस्क व्यक्ति को प्रतिदिन 30 ग्राम रेशे (फाइबर) का सेवन करना चाहिए। फिर भी, आयु तथा लिंग के अनुसार इस मात्रा में कुछ अन्तर होता है।

2 से 5 वर्ष	: लगभग 15 ग्राम प्रतिदिन
5 से 11 वर्ष	: लगभग 20 ग्राम प्रतिदिन
11 से 16 वर्ष	: लगभग 25 ग्राम प्रतिदिन
16 से 18 वर्ष	: लगभग 30 ग्राम प्रतिदिन
18 से 50 वर्ष	: लगभग 25 ग्राम (महिला) एवं 38 ग्राम (पुरुष)
50 वर्ष से अधिक	: लगभग 21 ग्राम (महिला) एवं 30 ग्राम (पुरुष)

यदि आप रेशे युक्त पदार्थों का सेवन बढ़ाना चाहते हैं, तो उनकी मात्रा एकदम न बढ़ाकर धीरे-धीरे बढ़ायें। अचानक मात्रा बढ़ाने से वायु विकार पैदा हो सकता है, पेट फूल सकता है तथा पेट में ऐंठन हो सकती है। यह भी अत्यन्त महत्वपूर्ण है कि आप रेशेयुक्त भोजन के साथ पर्याप्त मात्रा में तरल पदार्थ भी ग्रहण करें।

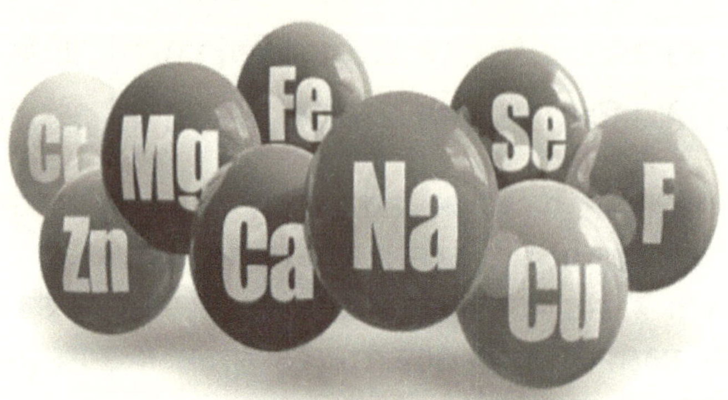

सूक्ष्म पोषक तत्व क्या हैं?

सूक्ष्म पोषक तत्वों के कई समूह हैं। हमारे शरीर को इनकी बहुत थोड़ी मात्रा में आवश्यकता होती है, किन्तु ये विस्तृत रूप से हमारी शारीरिक गतिविधियों एवं चयापचय को सम्पन्न करने में सहायक होते हैं। हमें प्रतिदिन इनकी 100 मिलीग्राम से भी कम मात्रा की आवश्यकता होती है जबकि प्रोटीन, वसा तथा कार्बोहाइड्रेट जैसे बृहद पोषक तत्वों की बड़ी मात्रा में आवश्यकता होती है। सूक्ष्म पोषक तत्वों के समूह में विटामिन भी सम्मिलित हैं, जो हमारे शरीर में अत्यन्त महत्वपूर्ण भूमिका निभाते हैं।

सूक्ष्म पोषक तत्वों की भूमिका:

सूक्ष्म पोषक तत्व हमारे शरीर की वृद्धि एवं विकास के लिए आवश्यक एन्जाइम तथा हार्मोन उत्पन्न करते हैं। इनकी कमी कई दुष्परिणामों का कारण बन सकती है।

कुछ मुख्य सूक्ष्म पोषक तत्वों की भूमिका निम्न प्रकार है:

➢ लोहा एक अत्यन्त महत्वपूर्ण सूक्ष्म पोषक तत्व है जो हमारे शरीर में लाल रक्त कोशिकाओं के निर्माण और रोगप्रतिरोधी क्रिया को सुनिश्चित करता है।

➢ आयोडीन थायराइड ग्रन्थि के समुचित कार्य तथा हमारे शरीर एवं मस्तिष्क के समुचित विकास के लिए आवश्यक है। इसकी कमी से बच्चों की शारीरिक वृद्धि एवं मानसिक विकास में रुकावट आती है।

➢ विटामिन ए के कई कार्य होते हैं; यह शरीर की वृद्धि एवं विकास में सहायक होने के साथ-साथ शरीर के प्रतिरोधी तंत्र का संधारण करता है एवं नेत्र ज्योति स्वस्थ रखता है।

➢ विटामिन बी कॉम्प्लेक्स 8 प्रकार के विटामिनों का समूह है - बी1, बी2, बी3, बी5, बी6, बी7, बी9, बी12 - ये चयापचय की क्रिया में महत्वपूर्ण भूमिका निभाता है।

➢ विटामिन सी शरीर में ऊतकों की मरम्मत तथा तंत्रिका संचारक (न्यूरो ट्रांसमीटर्स) से संबंधित एन्जाइम उत्पन्न करने का महत्वपूर्ण कार्य करता है। ये कई एन्जाइम को सक्रिय करने तथा रोग प्रतिरोधी तंत्र के कार्यों के लिए भी आवश्यक है। यह एक एंटीऑक्सीडेन्ट भी है।

➢ विटामिन डी हमारे रोग प्रतिरोधी तंत्र की सहायता करता है तथा हड्डियों को मजबूत बनाता है।

(एन्टी-ऑक्सीडेन्ट की भूमिका अध्याय 9 में वर्णित है।)

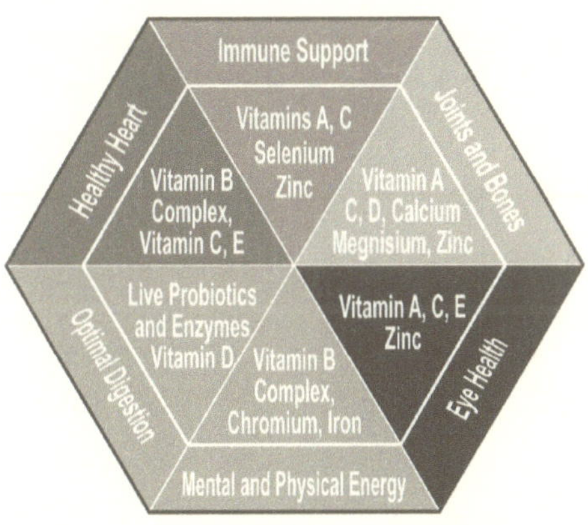

विभिन्न सूक्ष्म पोषक तत्व कौन से हैं?

आयरन, कोबाल्ट, क्रोमियम, कॉपर, फ्लोराइड, आयोडीन, मैग्नीज, मॉलीब्डीनम, सेलेनियम, जिंक, बोरॉन, कैल्शियम, क्लोराइन, मैग्नीशियम, फॉस्फोरस, पोटेशियम, सोडियम, सल्फर इत्यादि।

एन्टी-ऑक्सीडेन्ट: कैरोटिनॉइड्स, अल्फा कैरोटीन, बीटा कैरोटीन, क्रिप्टोक्सैनचिन, ल्यूटीन, लाइकोपीन, जीक्सानथिन।

इलैक्ट्रोलाइट्स: सोडियम, पौटैशियम, क्लोराइड, मैग्नीज़, मैग्नीशियम

विटामिन्स: विटामिन बी कॉम्प्लेक्स - बी1 (थायमीन), विटामिन बी2 (राइबोफ्लेविन), विटामिन बी 3 (नायसीन), विटामिन बी 5 (पैन्टोथेनिक एसिड), विटामिन बी6 (पाइरीडॉक्सिन), विटामिन बी7 (बायोटिन), विटामिन बी8 (एगीडेनिलिक एसिड), विटामिन बी9 (फॉलिक एसिड), विटामिन बी12 (साइनोकोबालामिन), विटामिन ए (रेटिनॉल), विटामिन सी (एस्कॉबिक एसिड), विटामिन डी, विटामिन ई (टोकोफेरॉल), विटामिन के.

क्या आपके बच्चे को विटामिन व सप्लीमेन्ट्स की आवश्यकता है?

नवजात एवं शिशुओं के लिए महत्वपूर्ण निर्देश:

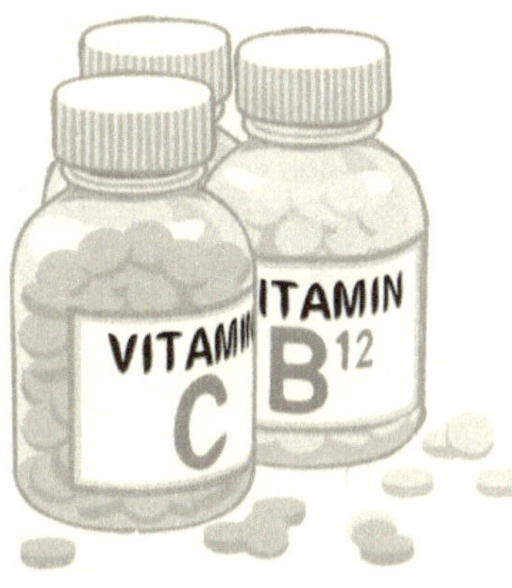

पहली बार बने माता-पिता का यह आम प्रश्न होता है। पूर्णकालिक एवं सामान्य रूप से पैदा हुआ स्वस्थ शिशु, जो माँ का दूध पी रहा हो, उसके लिये जन्म के समय एवं प्रथम वर्ष में विटामिन डी एवं आयरन के अलावा किसी विटामिन अथवा सप्लीमेंट की आवश्यकता नहीं होती है। नवजात को विटामिन 'के' का डोज़ दिया जाता है क्योंकि उसके शरीर में इस विटामिन के स्वतः निर्माण की प्रक्रिया जन्म के कुछ समय बाद ही प्रारम्भ होती है। माँ का पहला दूध (Colostrum) इस विटामिन से भरपूर होता है। अतः सभी शिशुओं को यह अवश्य मिलना चाहिये। यह भी देखा गया है कि यदि माँ के आहार में पत्तेदार सब्जियों का समावेश किया जाये तो माँ के दूध में विटामिन के की मात्रा बढाई जा सकती है। इंडियन अकादमी ऑफ पीडियाट्रिक्स इस बाद की सिफारिश करती है कि यदि शिशु समय पूर्व (37 सप्ताह से पहले) एवं कम वजन का है तो ऐसे शिशु को विटामिन डी, आयरन, विटामिन ए आदि दिये जाते हैं. यदि शिशु ज़्यादा कम वजन का है तो उसे कैल्शियम एवं फॉस्फोरस आदि भी दिया जाता है।

➤ खून की कमी वाले सभी बच्चों को आयरन ड्राप्स देने की सलाह दी जाती है। माँ का दूध पीने वाले बच्चों को भी, जन्म से 6-8 सप्ताह बाद आयरन ड्राप्स देने की सलाह दी जाती है।

> भारत सरकार द्वारा चलाये गये विटामिन ए पूरक कार्यक्रम के अन्तर्गत 9 से 36 माह के शिशुओं को विटामिन ए का घोल उपलब्ध कराया जाता है। यह नौ माह की आयु से 100,000 यूनिट की मात्रा से प्रारम्भ होता है तथा 36 माह की आयु तक हर छः महीने में दिया जाता है तथा इसकी दी जाने वाली मात्रा बढ़ते-बढ़ते 200,000 यूनिट तक पहुँच जाती है।

माँ को सावधानीपूर्वक संतुलित आहार तथा प्रचुर मात्रा में मौसमी फल, सब्जियाँ, अंकुरित अनाज (गेंहूँ, चावल एवं दालें) तथा मेवे लेने चाहिये।

बड़े बच्चों के लिए निर्देश

किन बच्चों को विटामिन एवं सप्लीमेंट की आवश्यकता होती है?

कुछ बच्चों को प्रतिदिन मल्टी विटामिन, आयरन अथवा खनिज सप्लीमेंट की आवश्यकता होती है, जैसे-

> ऐसे बच्चे जो नियमित रूप से पोषक संतुलित आहार नहीं लेते।

> ऐसे नखरैल बच्चे जो भोजन में पर्याप्त अनुपात में प्रोटीन, कार्बोहाइड्रेट, वसा, विटामिन इत्यादि नहीं लेते।

> ऐसे बच्चे जो अस्थमा जैसी लम्बी बीमारी से ग्रस्त हैं अथवा पाचन संबंधी समस्या से ग्रस्त हैं।

> ऐसे बच्चे जो फास्ट फूड या प्रोसेस्ड फूड ज्यादा खाते हैं।

> जो बच्चे वीगन अथवा शाकाहारी होते हैं (उन्हें आयरन सप्लीमेंट की आवश्यकता हो सकती है), जो बच्चे दुग्धोत्पाद नहीं लेते हैं (उन्हें कैल्शियम सप्लीमेंट की आवश्यकता हो सकती है) अथवा अन्य किसी प्रतिबंधित आहार पर होते हैं।

> ऐसे बच्चे जो बहुत अधिक मात्रा में कार्बोनेट सोडा पेय का सेवन करते हैं, जिसके कारण उनके शरीर से विटामिन एवं खनिज लवण की मात्रा घट जाती है।

एन्टीऑक्सीडेंट

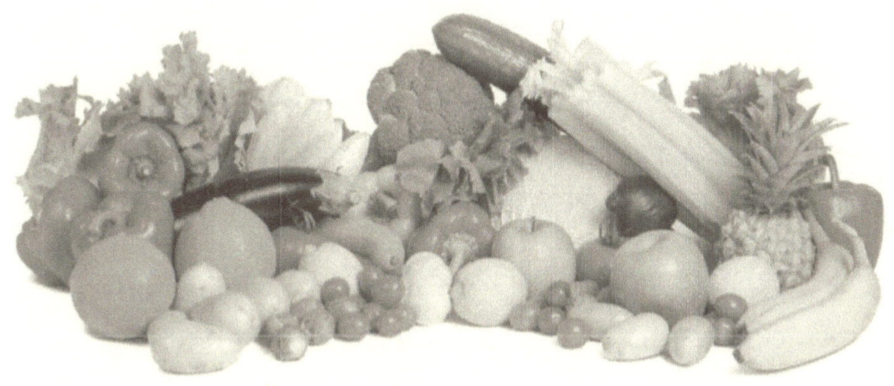

एन्टी ऑक्सीडेन्ट क्या हैं?

एंटीऑक्सीडेंट वे पदार्थ हैं जो मुक्तकणों (Free Radicals) द्वारा हमारे शरीर को होने वाली किसी भी हानि से हमें सुरक्षित रखते हैं। ये मुक्तकण हमारे शरीर में ऑक्सीकरण की प्रक्रिया द्वारा उत्पन्न होते हैं, जो एक रासायनिक प्रक्रिया है। मुक्तकण हमारे शरीर की कोशिकाओं और उनमें निहित आनुवांशिक पदार्थों को नष्ट कर देते हैं। हमारा शरीर मुक्तकण तब बनाता है जब यह भोजन, सूर्य की रोशनी तथा धुँये, प्रदूषण एवं मदिरा जैसे विषैले तत्वों के साथ प्रतिक्रिया करता है। एंटीऑक्सीडेंट दो प्रकार से कार्य करते हैं - या तो वे मुक्त कणों को बनने से पहले ही रोक देते हैं या उन्हें इतना विभाजित कर देते हैं कि वे हानि पहुँचाने की स्थिति में नहीं रहते। एंटी ऑक्सीडेंट का एक विस्तृत समूह है. ये प्राकृतिक अथवा कृत्रिम हो सकते हैं।

एंटीऑक्सीडेंट के प्रकार:

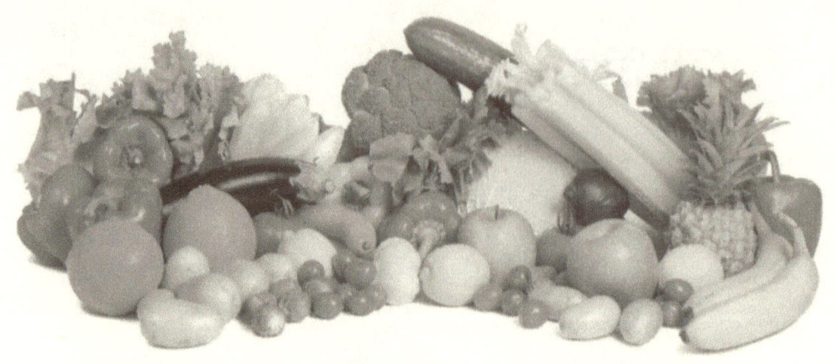

एंटीऑक्सीडेंट किसी विशेष समूह के रूप में विटामिन अथवा खनिज अथवा एंजाइम अथवा प्रोटीन की श्रेणी में नहीं डाला जा सकता, बल्कि इन्हें निम्न प्रकार से वर्गीकृत किया जा सकता है:

- ➢ एंटीऑक्सीडेंट विटामिन जैसे - विटामिन ए तथा विटामिन ई

- ➢ एंटीऑक्सीडेंट खनिज जैसे - सेलेनियम न्यूट्रिशन-31

- ➢ एंटीऑक्सीडेंट प्रोटीन जैसे - थियॉल एंटीऑक्सीडेंट

- ➢ एंटीऑक्सीडेंट एंजाइम

- ➢ पेड़-पौधों से प्राप्त होने वाले एंटीऑक्सीडेंट पोषक तत्व एवं रसायन जैसे - कैरोटिनॉइड (Carotenoids) एलैजिक एसिड (Ellagic Acid) फ्लैवॉनॉइड्स (Flavonoids) रिजवेरेट्रॉल (Resveratrol) ग्लूकोसिनोलेट्स (Glucosinolates) फाइटोएस्ट्रोजिन (Phyoestrogens).

- ➢ अन्य एंटीऑक्सीडेंट जैसे - जल

एंटीऑक्सीडेंट के स्रोत:

विशुद्ध प्राकृतिक संपूर्ण आहार जैसे: अनाज, दालें, सब्जी, फल, मेवे तथा मसाले एंटीऑक्सीडेंट के उत्तम स्रोत हैं। प्रसंस्कृत ((Processed) खाद्य पदार्थों में एंटीऑक्सीडेंट नहीं होते हैं। पथ्य के रूप दिये जाने सप्लीमेंट में भी ये उपलब्ध होते हैं।

एंटीऑक्सीडेंट की अधिक खुराक हानिकारक हो सकती है:

कई मामलों में एंटीऑक्सीडेंट की अधिक मात्रा स्वास्थ्य के लिए खतरनाक हो सकती है। उदाहरण के लिए बीटाकैरोटीन की अधिक मात्रा धूम्रपान करने वालों के लिए फेफड़े के कैंसर का खतरा बन सकती है। विटामिन 'ई' की अधिक खुराक प्रोस्टेट कैंसर तथा आघात के खतरे को बढ़ा सकती है। अन्य दवाइयों के साथ एंटीऑक्सीडेंट सप्लीमेन्ट की विरोधी प्रतिक्रिया भी हो सकती है।

यदि आप एंटी ऑक्सीडेंट लेना चाहते हैं, तो सर्वप्रथम अपने डॉक्टर से परामर्श लें। वस्तुतः, सभी सप्लीमेन्ट में विटामिन, खनिज तथा एंज़ाइम का उचित संतुलन नहीं होता, फलस्वरूप वे लाभ पहुँचाने की जगह आपके स्वास्थ्य पर नकारात्मक प्रभाव डाल सकते हैं।

डीआरआई (Dietary Reference Intakes)

हमें प्रतिदिन प्रत्येक पोषक तत्व की कितनी मात्रा लेनी चाहिए? इस बारे में अधिकांश लोगों को दुविधा है। इस दुविधा को हल करने के लिए यू.एस.ए. में इन्स्टीट्यूट ऑफ मेडीसिन्स के फूड एण्ड न्यूट्रिशन बोर्ड ने एक निर्धारित सिफारिश की है, जो 1941 से 1989 तक जारी रही। 1990 के मध्य में में फूड एवं नुट्रिशन बोर्ड ने नए प्रकार के मानकों को लागू किया जिसमें आयु वर्ग, शारीरिक अवस्था (उदाहरण के लिए - गर्भावस्था) तथा लिंग के आधार पर, अनुमानित औसत आवश्यकता तथा ग्राह्यता का औसत उच्चतम स्तर सम्मिलित है। ये मानक संयुक्त रूप से Dietary Reference Intake (DRIs) के नाम से जाने जाते हैं।

Dietary Reference Intake (DRIs) represent four concepts

RDA
- Recommended Dietary Allowance
- average daily intake that is sufficient to meet the dietary requirement of nearly all healthy people

AI
- Adequate Intake
- is used when the RDA cannot be determined

EAR
- Estimated Average Requirement

UL
- Tolerable Upper Level
- maximum daily intake of a nutrient that is likely to pose no risk of adverse effects

डी आर आई हमें एक स्वस्थ व्यक्ति को दी जाने वाली पोषक तत्वों की मात्रा के निर्धारण में सहायता करती है। डी आर आई प्रांसगिक मानक के आधार पर चार श्रेणियों की सिफारिश करती है।

Life Stage Group	Total Water (L/d)	Carbo-hydrate (g/d)	Total Fiber (g/d)	Fat (g/d)	Linoleic Acid (g/d)	α-Linolenic Acid (g/d)	Protein (g/d)
Infants							
0 to 6 mo	0.7*	60*	ND	31*	4.4*	0.5*	9.1*
6 to 12 mo	0.8*	95*	ND	30*	4.6*	0.5*	11.0
Children							
1–3 y	1.3*	130	19*	ND	7*	0.7*	13
4–8 y	1.7*	130	25*	ND	10*	0.9*	19
Males							
9–13 y	2.4*	130	31*	ND	12*	1.2*	34
14–18 y	3.3*	130	38*	ND	16*	1.6*	52
19–30 y	3.7*	130	38*	ND	17*	1.6*	56
31–50 y	3.7*	130	38*	ND	17*	1.6*	56
51–70 y	3.7*	130	30*	ND	14*	1.6*	56
> 70 y	3.7*	130	30*	ND	14*	1.6*	56
Females							
9–13 y	2.1*	130	26*	ND	10*	1.0*	34
14–18 y	2.3*	130	26*	ND	11*	1.1*	46
19–30 y	2.7*	130	25*	ND	12*	1.1*	46
31–50 y	2.7*	130	25*	ND	12*	1.1*	46
51–70 y	2.7*	130	21*	ND	11*	1.1*	46
> 70 y	2.7*	130	21*	ND	11*	1.1*	46
Pregnancy							
14–18 y	3.0*	175	28*	ND	13*	1.4*	71
19–30 y	3.0*	175	28*	ND	13*	1.4*	71
31–50 y	3.0*	175	28*	ND	13*	1.4*	71
Lactation							
14–18	3.8*	210	29*	ND	13*	1.3*	71
19–30 y	3.8*	210	29*	ND	13*	1.3*	71
31–50 y	3.8*	210	29*	ND	13*	1.3*	71

SOURCE: Dietary Reference Intakes for Energy, Carbohydrate, Fiber, Fat, Fatty Acids, Cholesterol, Protein, and Amino Acids (2002/2005) and Dietary Reference Intakes for Water, Potassium, Sodium, Chloride, and Sulfate (2005). The report may be accessed via www.nap.edu.

Dietary Reference Intakes (DRIs): Recommended Dietary Allowances and Adequate Intakes, Vitamins
Food and Nutrition Board, Institute of Medicine, National Academies

Life Stage Group	Vitamin A (μg/d)a	Vitamin C (mg/d)	Vitamin D (μg/d)b, c	Vitamin E (mg/d) d	Vitamin K (μg/d)	Thiamin (mg/d)	Riboflavin (mg/d)	Niacin (mg/d)e	Vitamin B6 (mg/d)	Folate (μg/d)f	Vitamin B12 (μg/d)	Pantothenic Acid (mg/d)	Biotin (μg/d)	Choline (mg/d)g
Infants														
0 to 6 mo	400*	40*	10	4*	2.0*	0.2*	0.3*	2*	0.1*	65*	0.4*	1.7*	5*	125*
6 to 12 mo	500*	50*	10	5*	2.5*	0.3*	0.4*	4*	0.3*	80*	0.5*	1.8*	6*	150*
Children														
1–3 y	300	15	15	6	30*	0.5	0.5	6	0.5	150	0.9	2*	8*	200*
4–8 y	400	25	15	7	55*	0.6	0.6	8	0.6	200	1.2	3*	12*	250*
Males														
9–13 y	600	45	15	11	60*	0.9	0.9	12	1.0	300	1.8	4*	20*	375*
14–18 y	900	75	15	15	75*	1.2	1.3	16	1.3	400	2.4	5*	25*	550*
19–30 y	900	90	15	15	120*	1.2	1.3	16	1.3	400	2.4	5*	30*	550*
31–50 y	900	90	15	15	120*	1.2	1.3	16	1.3	400	2.4	5*	30*	550*
51–70 y	900	90	15	15	120*	1.2	1.3	16	1.7	400	2.4	5*	30*	550*
> 70 y	900	90	20	15	120*	1.2	1.3	16	1.7	400	2.4	5*	30*	550*
Females														
9–13 y	600	45	15	11	60*	0.9	0.9	12	1.0	300	1.8	4*	20*	375*
14–18 y	700	65	15	15	75*	1.0	1.0	14	1.2	400	2.4	5*	25*	400*
19–30 y	700	75	15	15	90*	1.1	1.1	14	1.3	400	2.4	5*	30*	425*
31–50 y	700	75	15	15	90*	1.1	1.1	14	1.3	400	2.4	5*	30*	425*
51–70 y	700	75	15	15	90*	1.1	1.1	14	1.5	400	2.4	5*	30*	425*
> 70 y	700	75	20	15	90*	1.1	1.1	14	1.5	400	2.4	5*	30*	425*

SOURCES:Dietary Reference Intakes for Calcium, Phosphorous, Magnesium, Vitamin D, and Fluoride (1997); Dietary Reference Intakes for Thiamin, Riboflavin, Niacin, Vitamin B6, Folate, Vitamin B12, Pantothenic Acid, Biotin, and Choline (1998); Dietary Reference Intakes for Vitamin C, Vitamin E, Selenium, and Carotenoids (2000); Dietary Reference Intakes for Vitamin A, Vitamin K, Arsenic, Boron, Chromium, Copper, Iodine, Iron, Manganese, Molybdenum, Nickel, Silicon, Vanadium, and Zinc (2001); Dietary Reference Intakes for Water, Potassium, Sodium, Chloride, and Sulfate (2005); and Dietary Reference Intakes for Calcium and Vitamin D (2011). These reports may be accessed via www.nap.edu.

Dietary Reference Intakes (DRIs): Recommended Dietary Allowances and Adequate Intakes, Elements
Food and Nutrition Board, Institute of Medicine, National Academies

Life Stage Group	Calcium (mg/d)	Chromium (μg/d)	Copper (μg/d)	Fluoride (mg/d)	Iodine (μg/d)	Iron (mg/d)	Magne-sium (mg/d)	Manga-nese (mg/d)	Molyb-denum (μg/d)	Phosph-orus (mg/d)	Selenium (μg/d)	Zinc (mg/d)	Potass-ium (g/d)	Sodium (g/d)	Chloride (g/d)
Infants															
0 to 6 mo	200*	0.2*	200*	0.01*	110*	0.27*	30*	0.003*	2*	100*	15*	2*	0.4*	0.12*	0.18*
6 to 12 mo	260*	5.5*	220*	0.5*	130*	11	75*	0.6*	3*	275*	20*	3	0.7*	0.37*	0.57*
Children															
1–3 y	700	11*	340	0.7*	90	7	80	1.2*	17	460	20	3	3.0*	1.0*	1.5*
4–8 y	1,000	15*	440	1*	90	10	130	1.5*	22	500	30	5	3.8*	1.2*	1.9*
Males															
9–13 y	1,300	25*	700	2*	120	8	240	1.9*	34	1,250	40	8	4.5*	1.5*	2.3*
14–18 y	1,300	35*	890	3*	150	11	410	2.2*	43	1,250	55	11	4.7*	1.5*	2.3*
19–30 y	1,000	35*	900	4*	150	8	400	2.3*	45	700	55	11	4.7*	1.5*	2.3*
31–50 y	1,000	35*	900	4*	150	8	420	2.3*	45	700	55	11	4.7*	1.5*	2.3*
51–70 y	1,000	30*	900	4*	150	8	420	2.3*	45	700	55	11	4.7*	1.3*	2.0*
> 70 y	1,200	30*	900	4*	150	8	420	2.3*	45	700	55	11	4.7*	1.2*	1.8*
Females															
9–13 y	1,300	21*	700	2*	120	8	240	1.6*	34	1,250	40	8	4.5*	1.5*	2.3*
14–18 y	1,300	24*	890	3*	150	15	360	1.6*	43	1,250	55	9	4.7*	1.5*	2.3*
19–30 y	1,000	25*	900	3*	150	18	310	1.8*	45	700	55	8	4.7*	1.5*	2.3*
31–50 y	1,000	25*	900	3*	150	18	320	1.8*	45	700	55	8	4.7*	1.5*	2.3*
51–70 y	1,200	20*	900	3*	150	8	320	1.8*	45	700	55	8	4.7*	1.3*	2.0*
> 70 y	1,200	20*	900	3*	150	8	320	1.8*	45	700	55	8	4.7*	1.2*	1.8*

SOURCES : Dietary Reference Intakes for Calcium, Phosphorous, Magnesium, Vitamin D, and Fluoride (1997); Dietary Reference Intakes for Thiamin, Riboflavin, Niacin, Vitamin B6, Folate, Vitamin B12, Pantothenic Acid, Biotin, and Choline (1998); Dietary Reference Intakes for Vitamin C, Vitamin E, Selenium, and Carotenoids (2000); and Dietary Reference Intakes for Vitamin A, Vitamin K, Arsenic, Boron, Chromium, Copper, Iodine, Iron, Manganese, Molybdenum, Nickel, Silicon, Vanadium, and Zinc (2001); Dietary Reference Intakes for Water, Potassium, Sodium, Chloride, and Sulfate (2005); and Dietary Reference Intakes for Calcium and Vitamin D (2011). These reports may be accessed via www.nap.edu.

प्रस्तावित पथ्य/आहार (Recommended Dietary Allowance - (RDA)): औसत दैनिक आहार का वह स्तर जिसमें एक आयु एवं लिंग विशेष के लोगों के लिए पर्याप्त मात्रा में पोषक तत्वों का समावेश हो।

> पर्याप्त ग्राह्यता (Adequate Intake (AI)): स्वस्थ व्यक्तियों के समूह द्वारा, प्रायोगिक तौर पर सुनिश्चित मानक ग्राह्यता की सिफारिश जिसमें सभी प्रकार के पोषक तत्व सम्मिलित हो - उस स्थिति में जबकि प्रस्तावित पथ्य/आहार सुनिश्चित न किया जा सके।

> ग्राह्यता का उच्चतम स्तर (Tolerable Upper Intake Level (UL): आम जनसंख्या में दैनिक पोषक तत्वों की ग्राह्यता का वह उच्चतम स्तर जिसको लेने से स्वास्थ्य पर किसी भी प्रकार का विषम प्रभाव न पड़े। यदि ग्राह्यता उच्चतम सीमा से भी अधिक होती है तो विषम प्रभाव के संभावित खतरे बढ़ जाते हैं।

> अनुमानित औसत आवश्यकता (Estimated Average Requirement (EAR): पोषक तत्वों की वह दैनिक ग्राह्यता जिससे आयु/लिंग विशेष के स्वरूप व्यक्तियों की आधी आवश्यकतायें पूर्ण हो जायें।

DRI की सारणी अगले पृष्ठों पर दी गयी है। चूँकि ये सारणी अत्याधिक लम्बी है अतः सुझाव है कि उन्हें http://www.national-academies.org की साइट पर देख लिया जाये।

चयापचय की बुनियादी दर (BMR)

चयापचय की बुनियादी दर (The Basal Metabolic Rate - BMR) से तात्पर्य उस आंकलन का होता है कि एक दिन अर्थात् 24 घण्टे में कोई व्यक्ति बिना किसी क्रियाकलाप के आराम की स्थिति में रहते हुए कितनी ऊर्जा (कैलोरी) व्यय करता है। जब आप कोई क्रियाकलाप नहीं करते, विश्राम की अवस्था में रहते

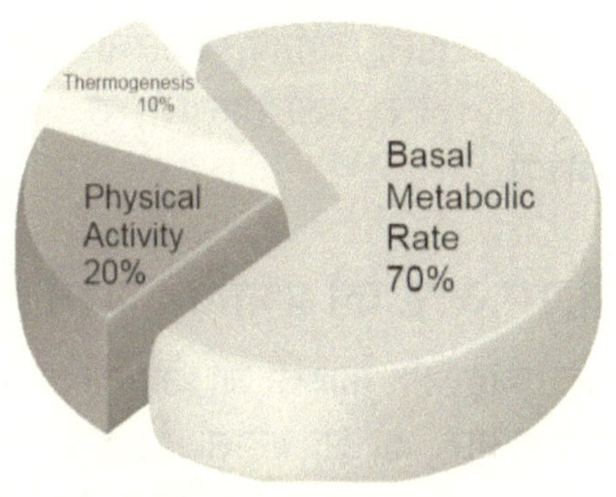

हैं, तब आपका शरीर, केवल शारीरिक अवयवों जैसे हृदय, लिवर, गुर्दे (किडनी) आँत, फेफड़ों, मांसपेशियों इत्यादि को बनाये रखने के लिए ही ऊर्जा (कैलोरी) का उपयोग करता है।

बीएमआर महत्वपूर्ण क्यों हैं?

यदि आप अपना शारीरिक वजन बढ़ाना चाहते हैं, घटाना चाहते हैं अथवा यथारूप बनाये रखना चाहते है तो आपको यह समझना अत्यन्त आवश्यक है कि बी.एम.आर. आखिर है क्या? हमारा शरीर दैनिक कार्य-कलापों के लिए ऊर्जा का उपयोग करता है। वजन नियंत्रित करना तथा उपयुक्त आहार योजना के लिए ऊर्जा (कैलोरी) की गणना सर्वथा प्रचलित तरीका है। चूँकि, किसी व्यक्ति द्वारा उपयोग की जाने वाली ऊर्जा (कैलोरी) उसके चयापचय की बुनियादी दर (The Basal Metabolic Rate) तथा उसकी शारीरिक क्रियाशील पर आधारित होती है, अतः BMR वजन नियंत्रित करने के लिए बनाई जाने वाली योजना/प्लान में अत्याधिक सहायक होता है।

मेरा बीएमआर क्या हैं?

बीएमआर जीवन को बनाये रखने के लिए आवश्यक ऊर्जा की गणना है, अतः आप उस ऊर्जा (कैलोरी) की गणना कर सकते है, जो आपको वजन घटाने, बढ़ाने अथवा यथारूप बनाये रखने के लिए आवश्यक है। बहरहाल, यह इस बात पर भी निर्भर करता है कि आप शारीरिक रूप से कितना सक्रिय रहते हैं। चूँकि, व्यायाम - शारीरिक गतिविधियाँ अधिक ऊर्जा (कैलोरी) का उपयोग करती हैं, अतः यदि आप अधिक क्रियाशील हैं तो आपको अधिक ऊर्जा (कैलोरी) की आवश्यकता होगी, अपेक्षाकृत उस व्यक्ति के जो क्रियाशील नहीं है। आपके प्रतिदिन के आहार में उतनी ऊर्जा (कैलोरी) की मात्रा होनी चाहिए, जितना आपका बी.एम.आर. है, अन्यथा आपका शरीर आवश्यक ऊर्जा (कैलोरी) से वंचित रह जायेगा एवं आपका वजन घटने लगेगा।

बी.एम.आर. को प्रभावित करने वाले तत्व:

ऐसा कोई भी कारक जो आपके चयापचय की दर को बढ़ाता है, आपके बी.एम.आर. को भी बढ़ाता है। इन कारकों के अंतर्गत, तनाव, भय, रोग एवं शारीरिक क्रियाशीलता का स्तर आते हैं। बी.एम.आर. का संबंध व्यक्ति की लम्बाई, भार, आयु तथा लिंग से होता है, किन्तु यह अन्य कारकों से भी प्रभावित होता है।

आयु	:	आयु बढ़ने के साथ साथ बीएमआर घटता है।
लिंग	:	पुरुषों का बीएमआर महिलाओं की अपेक्षा उच्चतर होता है।
गर्भावस्था	:	गर्भावस्था के दौरान तथा दूध पिलाने वाली माँ में यह बढ़ जाता है।
अधिक भोजन	:	अधिक मात्रा में भोजन ग्रहण करने पर अतिरिक्त भोजन को पचाने के लिए अधिक ऊर्जा की आवश्यकता होती है एवं बी.एम.आर. बढ़ जाता है।
तापमान	:	अत्यधिक उच्च अथवा निम्न तापमान को संतुलित बनाये रखने के लिए अधिक ऊर्जा की आवश्यकता होती है एवं बी.एम.आर. बढ़ जाता है।

तनाव	:	हृदय गति बढ़ने अथवा रक्त-चाप बढ़ने पर भी अधिक ऊर्जा की आवश्यकता होती है एवं बी.एम.आर. बढ़ जाता है।
निद्रा	:	ज्यादा सोने पर आपके शरीर को आवश्यकता से कम ऊर्जा की माँग होती है।

बी.एम.आर. की गणना विधि:

पुरुष
मीट्रिक प्रणाली 10 x भार (कि.ग्रा.) + 6.25 x लम्बाई (सेमी.) - 5 x आयु (वर्ष) + 5
इम्पीरियल प्रणाली : 10 x (2.02) lbs + 6.25 x (0.39 x लम्बाई (इन्च) - 5 x आयु (वर्ष) + 5

महिला
मीट्रिक प्रणाली : 10 x भार (Kg.) + 6.25 x लम्बाई (सेमी.) - 5 x आयु (वर्ष) - 161
इम्पीरियल प्रणाली : 10 x (2.02) lbs + 6.25 x (0.39 x लम्बाई (इन्च) - 5 x आयु (वर्ष) - 161

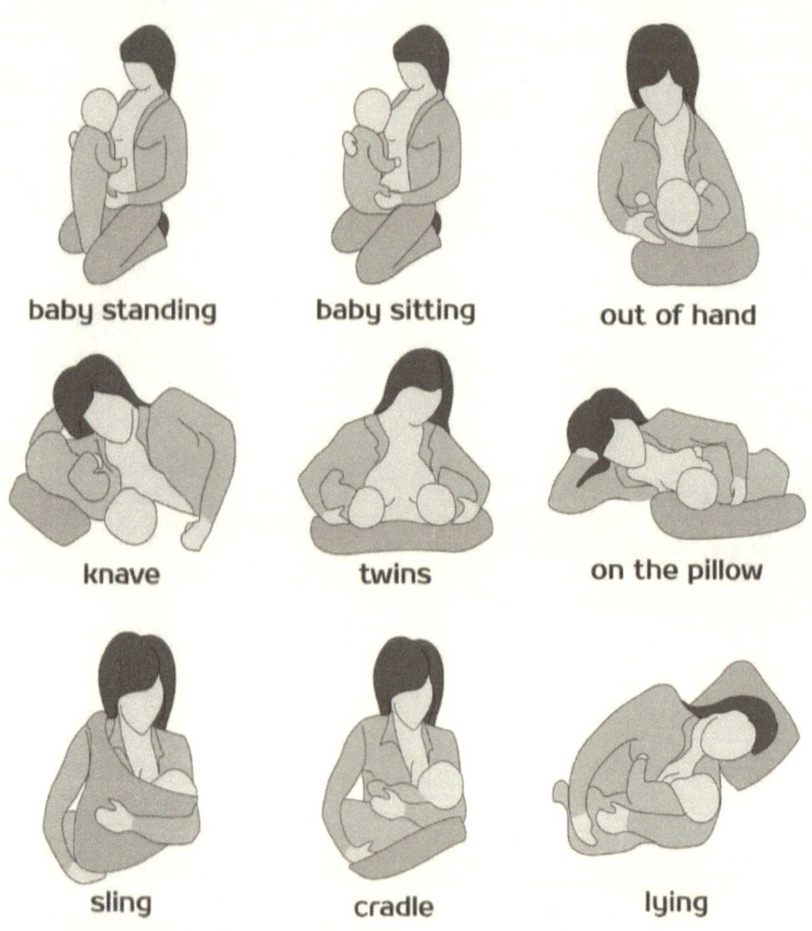

प्रिय नव माता, स्तनपान ना सिर्फ आपके शिशु के लिये सर्वश्रेष्ठ है बल्कि इससे आपको भी कई फायदे होते हैं। शायद आपको इस बात पर विश्वास करना कठिन लग रहा होगा। आपने पत्रिकाओं में बहुत सारे विज्ञापन देखे

होंगे जिसमें एक स्वस्थ शिशु और किसी कम्पनी के दूध के डिब्बे को साथ साथ दिखाया गया होगा। परन्तु विश्वास करें वो सिर्फ बाजार वाद है - अपने उत्पाद को बेचने का तरीका है और इसके लिये डिब्बे का दूध बनाने वाली कम्पनियों को एक नई मां से बेहतर शिकार और कौन मिल सकता है? निम्नलिखित पंक्तियों में मैं आपको स्तनपान के आश्चर्यजनक फायदों के बारे में बताऊंगा।

स्तनपान के फायदे
शिशु को फायदे

- यह प्राकृतिक है। मां का दूध प्रकृति ने इंसान के शिशुओं के लिये बनाया है। अतः यह एक सर्वोचित आहार है।

- मां का दूध डिब्बे या गाय भैंस के दूध से ज्यादा सुपाच्य होता है।

- यह एक सम्पूर्ण आहार है और शिशु को सारे आवश्यक तत्व सही मात्रा में प्रदान करता है।

- मां और बच्चे के बीच प्यार और अपनापन पैदा करता है।

- शिशु को भावनात्मक सुरक्षा प्रदान करता है।

- रिसर्च से यह बात सामने आई है कि स्तनपान करके बड़े हुये शिशुओं का आई.क्यू. उन शिशुओं से ज्यादा होता है जो ऊपर का दूध पीकर बडे होते हैं, क्योंकि मां के दूध में शिशु के मस्तिष्क एवं बुद्धि को विकसित करने के कई विशेष तत्व होते हैं जैसे टौरीन, सिस्टीन, लाइनोलिइक ऐसिड आदि।

- स्तनपान करने वाले शिशुओं को त्वचा पर दाने एवं लाली (Rash & Allergy) की समस्या कम होती है।

- मां के दूध में ऐन्टीबॉडीज़ होती हैं जो कीटाणुओं से लड़ती हैं। स्तनपान करने वाले शिशुओं को सांस की बीमारी, न्यूमोनिया, दस्त रोग, कान के संक्रमण (इन्फेक्शन) और अन्य बीमारियां उन शिशुओं से कम होती हैं जो ऊपर का दूध पीते हैं।

- स्तनपान करने वाले शिशुओं में शिशु की आकस्मिक मृत्यु (Sudden Infant death Syndrome) नामक समस्या कम होती है।

मां को फायदे

- यह सुविधाजनक है। आप अपने शिशु को कहीं भी किसी भी समय स्तनपान करा सकती हैं।

- स्तनपान हेतु ना कोई सामान चाहिये, ना गरम करने का झंझट, ना कोई सफाई ना कोई धोना, या उबालना, ना बोतले रखने एवं संभालने का झंझट।

- यह बिल्कुल फ्री है अतः आपके पारिवारिक बजट पर कोई भार नहीं पड़ता।

- स्तनपान कराने से आपके और शिशु के बीच अपनेपन और स्नेह की भावनायें विकसित होती हैं।

- स्तनपान कराने से आपको अपने शिशु को समझने और उसकी आदतो को पहचानने का मौका मिलता है एवं शिशु भी आपका स्पर्श पहचानने लगता है।

- स्तनपान कराने से शरीर की ऊर्जा (कैलोरी) खर्च होती है। इससे आपको गर्भकाल में बढा हुआ वजन कम करने में मदद मिलती है।

- स्तनपान करने से गर्भाशय को जल्दी सिकुड़ने का मौका मिलता है और गर्भाशय जल्दी ही अपने गर्भपूर्व के आकार में आ जाता है।

- जो महिलायें स्तनपान कराती हैं उन्हें स्तन कैंसर, सर्वाइकल कैंसर और ऑस्टियोपोरोसिस नामक बीमारियां कम होती हैं।

- आपका आत्म विश्वास बढाता है और भावनात्मक सुरक्षा प्रदान करता है।

- परिवार नियोजन में मदद करता है। जब तक आप दूध पिलाती हैं तब तक आम तौर पर गर्भ नहीं ठहरता।

ऊपर के दूध के नुकसान

प्रिय माता, मुझे आशा है आप अपने लाड़ले को गाय, भैंस या डिब्बे का दूध पिलाने की योजना नहीं बना रही हैं। ये सब दूध आपके शिशु के लिये नुकसान देह हो सकते हैं। यहां तक कि दिन में सिर्फ एक बार भी बोतल का दूध पिलाने से आपके शिशु को नुकसान हो सकता है। ऊपर के दूध से निम्नलिखित नुकसान हैं

➤ ऊपर का दूध पशु उत्पत्ति का होता है और प्राकृतिक रूप से इंसान के शिशु के लिये उचित नहीं होता।

➤ उनकी रचना यानि उनमें उपस्थित प्रोटीन, वसा, विटामिन्स और लवण इंसानी शिशु के विकास और वृद्वि के लिये उचित मात्रा में नहीं होते हैं।

➤ ऊपर का दूध पिलाने में सम्पूर्ण सफाई ना बरतने से आपके शिशु को संक्रमण (इन्फेक्शन) हो सकता है।

➤ ऊपर के दूध में ऐन्टीबॉडीज़ अपर्याप्त मात्रा में होती है जो आपके शिशु को संक्रमण (इन्फेक्शन) से बचा सकें।

➤ ऊपर का दूध पीने वाले शिशुओं को दस्त रोग, न्यूमोनिया और एलर्जी की समस्या ज्यादा होती है।

➤ ऊपर का दूध पीने वाले बच्चों को बड़े होकर डायबिटीज, ब्लड प्रेशर, दिल की बीमारी और एलर्जी की बीमारियां ज्यादा होती हैं।

➤ शुरू में, ऊपर का दूध पिलाने से बाद में स्तनपान करने में कठिनाई आती है, क्योंकि शिशु बोतल के निपल और मां के निपल के बीच भ्रमित हो जाता है। इसके अलावा ऊपर का दूध पीने में मेहनत कम करनी पडती है अतः शुरूआत में ऊपर का दूध पिलाने से शिशु आगे भी ऊपर का दूध पीते रहना चाहता है।

➤ ऊपर का दूध खरीदना पड़ता है अतः पारिवारिक बजट पर भार पड़ता है।

➤ ऊपर का दूध पिलाने में काफी तैयारी और शारीरिक परिश्रम करना पड़ता है।

स्तनपान की कला एवं तकनीक

प्रिय माता, स्तनपान में सफलता पाने के लिए आवश्यक है की आप इसकी कला एवं तकनीक में पारंगत हो जाएँ। इसके लिए आपको कुछ तथ्य समझने होंगे, जो नीचे बताये गए हैं-

शिशु को सही स्थिति में रखना (पोज़िशनिंग)

स्तनपान में सफलता प्राप्त करने के लिए जरूरी है कि शिशु को सही स्थिति में रखा जाए। शिशु को अगर ज्यादा कपड़े पहनाए हैं या ज़्यादा लपेट कर रखा हुआ है तो कपड़े और कवर्स को कम करें, ताकि शिशु घुटन महसूस न करें, हाथ पांव अच्छी तरह से चला सके और आप के साथ उसका संपर्क ठीक से बन सके। शिशु को अर्ध बैठी स्थिति में रखें। शिशु का पेट आपके पेट को स्पर्श कर रहा हो, निचला कन्धा आपके संपर्क में हो और ऊपरी कन्धा आपके स्तन के करीब हो।

लैचिंग (जुड़ाव)

लैचिंग का मतलब होता है शिशु का स्तन के साथ सही तरीके से जुड़ाव करना। इसके लिए आवश्यक है कि शिशु का निपल तथा निपल के पीछे का काला भाग जिसे कहते हैं, दोनों शिशु के मुँह में हों। सिर्फ निपल को मुँह में लेने से स्तनपान नहीं हो पायेगा। यह देख लें कि बेबी के होंठ एरिओला के निचले पार्ट को कवर करते हों क्योंकि शिशु का निचला जबड़ा ही मुख्य रूप से स्तनपान करने में मदद करता है।

स्तनपान कितनी कितनी जल्दी कराएं?

यह आप शिशु पर छोड़ दें की वह कितनी कितनी देर से स्तनपान करना चाहता है। सामान्यतः शिशु 2 से 3 घंटे में फीडिंग करते हैं।

एक बार का स्तनपान कितना देर तक चलना चाहिए?

सामान्यतः एक स्वस्थ शिशु 10 से 15 मिनट में दूध पी लेता है, पर कोई कोई शिशु 5 मिनट में ही पी लेते हैं वहीँ कोई-कोई शिशु आधा घंटे तक भी पीते रहते हैं। शिशु को ही निर्णय लेने दें कि वह कितना देर तक दूध पिएगा। जो शिशु कम वजन के होते हैं, या समय से पहले पैदा होते हैं, वह फीडिंग करने में ज्यादा समय लेते हैं। आपकी स्तनपान करने की तकनीक पर भी निर्भर करता है, कि शिशु कितनी देर तक दूध पिएगा।

स्तनपान एक प्राकृतिक प्रक्रिया है और ज्यादातर मातायें सहज रूप से इसको अपना लेती हैं और इसमें पारंगत हो जाती हैं। परन्तु कुछ माताओं को मार्गदर्शन की आवश्यकता पड़ती है। स्तनपान कराने की कई विधियां हैं। स्तनपान प्रारम्भ करने पर आप अपने शिशु एवं स्वयं को सबसे अनुकूल लगने वाली विधि स्वयं विकसित एवं निर्धारित कर लेंगी।

स्तनपान की कला एवं तकनीक में पारंगत होने में कुछ समय लग सकता है, परन्तु आप धैर्य न खोयें और दृढ़ निश्चय के साथ अपने प्रयास जारी रखें। स्तनपान के लिये सबसे ज्यादा अपनाई जाने वाली विधि को क्रेडल पोजीशन (पालना अवस्था) कहते हैं। इसके विभिन्न चरण निम्न प्रकार हैं -

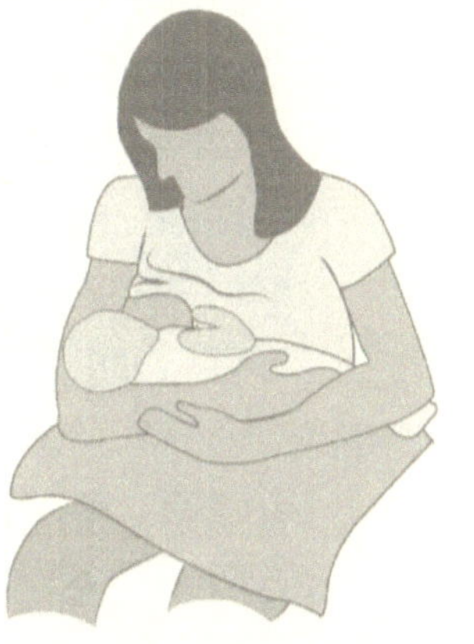

- ➤ सर्वप्रथम किसी सुविधाजनक अवस्था में अपने आप को रखें।

- ➤ आप कुर्सी पर बैठ सकती हैं, पलंग पर बैठ सकती हैं या फर्श पर पांव मोड़ कर बैठ सकती हैं।

- ➤ आपकी पीठ के पीछे सहारा हो। दीवार का सहारा या कुर्सी के पृष्ठ का सहारा लें।

- ➤ शिशु के कपड़े ढीले कर दें, ताकि शिशु आसानी से हाथ पांव चला सके और आपके शरीर को महसूस कर सके।

> यदि आप दायें स्तन से शिशु को दूध पिला रही हैं, तो दायें हाथ से शिशु को लपेटकर सहारा दें। शिशु को बांह में इस तरह लपेटें कि उसका सिर और गर्दन आपके हाथ के बीच में सहारा ले, शिशु की पीठ आपकी भुजा के अग्र भाग से सहारा ले और शिशु के कूल्हे आपके हाथ में सहारा लें।

> शिशु के शरीर को इस तरह मोड़ें कि उसका पेट आपके पेट को छू रहा हो।

> शिशु को थोड़ा सा उठायें, ताकि उसका मुंह आपके स्तन और एरीयोला तक, आराम से पहुंच जाये। इसके लिये आप एक तकिये की मदद ले सकती है और यदि फर्श पर घुटने मोड़ कर बैठी हैं तो एक जांघ को थोड़ा सा उठा सकती हैं। अपने खाली हाथ से आप शिशु को दुलार सकती हैं।

> जब शिशु के होंठ निपल का स्पर्श करते हैं तो शिशु का मुंह स्वतः ही खुल जाता है एवं वह निपल एवं एरीयोला को मुख में भरकर स्तनपान प्रारम्भ कर देता है। परन्तु ध्यान रखें कि सिर्फ निपल ही नहीं बल्कि निपल के पीछे का काला भाग, जिसे एरीयोला कहते हैं भी शिशु के मुंह में जाना चाहिये एवं निपल के साथ साथ एरीयोला भी शिशु के मुंह द्वारा दबाया जाना चाहिये। निपल दूध निकलने का सिर्फ उद्गम है, परन्तु दूध एरीयोला से आता है। अगर शिशु सिर्फ निपल से दूध पीने की कोशिश करेगा तो स्तनपान असफल हो जायेगा और आपके निपल कट-पिट कर दर्द करने लगेंगे। स्तन में दूध भरा रह जायेगा जिससे स्तन में सूजन आ जाना और मवाद पड़ने की समस्या हो सकती है।

स्तनपान और बेहतर कराने की कुछ युक्तियां

▲ आगे न झुकें और अपने स्तन को शिशु की ओर न बढ़ायें।

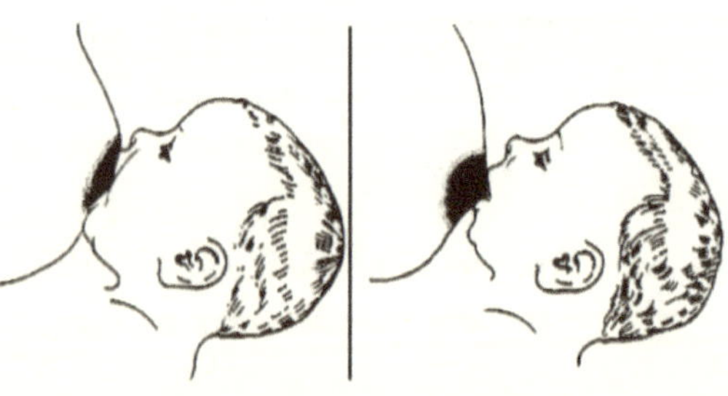

- शिशु को हल्का सा अपनी ओर उठायें ताकि उसका मुख आपके स्तन की बराबरी पर आ सके।

- स्तन को इस तरह थामें कि आपकी उंगलियाँ एरीयोला के नीचे हों एवं आपका अंगूठा एरीयोला के ऊपर हो।

- शिशु के होठों से स्तन का स्पर्श करायें। शिशु अपने होंठ खोल देगा।

- अब निपल एवं एरीयोला को शिशु के मुंह में दें। शिशु को सहारा देते हुये स्तन से चिपकाकर रखें।

याद रखें अगर शिशु का सही प्रकार से स्तन से सम्पर्क नहीं बना है, तो आपको स्तनपान कराने में दर्द महसूस होगा। अगर ऐसा होता है तो शिशु के मुंह में हौले से अपनी ऊंगली डालकर सक्शन को भंग कर दें और शिशु को पुनः स्तन से लगायें।

स्तनपान कराने की अन्य विधियां

स्तनपान कराने की अन्य विधियां भी हैं जो उतनी ही सुविधाजनक है, जितनी की ऊपर बतायी गई क्रेडल विधि है जिन माताओं को क्रेडल विधि सुविधाजनक नहीं लगती, वे इन विधियों का इस्तेमाल कर सकती हैं।

मॉडिफाइड क्रेडल

अगर आपका शिशु वजन में कम है या समय पूर्व (प्रीमैच्योर) पैदा हो गया है, तो यह विधि आपके लिये ज्यादा अनुकूल होगी। इस विधि में यदि आप शिशु को बांये स्तन से दूध पिला रही हैं तो आपका दायां हाथ एवं भुजा शिशु को सहारा देंगे। शिशु का सिर आपके दायें हाथ में होगा और आपकी दायीं भुजा का अग्रभाग शिशु की पीठ और कूल्हों को सहारा देगा। अपने बायें हाथ से आप शिशु को दुलार सकती हैं या स्तन को सहारा दे सकती हैं। और बेहतर समझने के लिये कृपया चित्र में दर्शाये तरीके को ध्यान से देंखें।

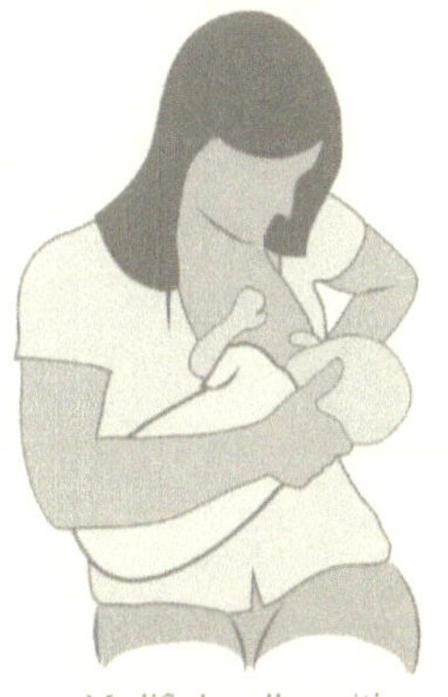

Modified cradle position

फुटबॉल विधि

अगर आपके जुड़वां शिशु हुये हैं तो दोनों को एक साथ दूध पिलाने के लिये यह विधि ज्यादा अनुकूल है। यदि आप दायें स्तन से दूध पिला रही हैं तो शिशु का सिर अपने दायें हाथ में लें। शिशु का शरीर आपकी दायीं भुजा के नीचे होगा एवं शिशु की पीठ आपकी भुजा के अग्रभाग से सहारा लेगी। और बेहतर समझने के लिये कृपया चित्र में दर्शाये तरीके को ध्यान से देखें।

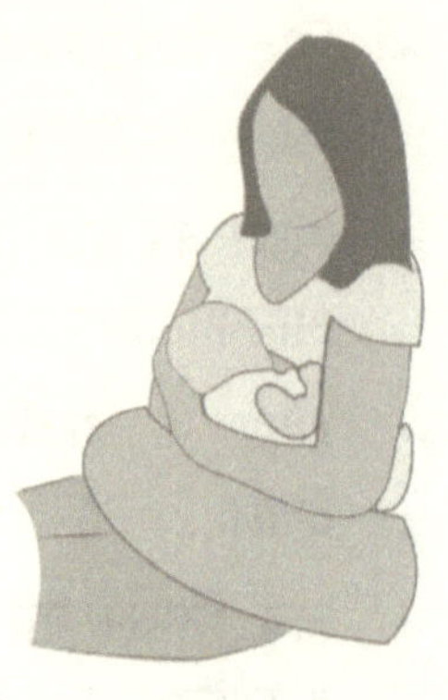

Clutch hold/football position

लेट कर स्तनपान कराने की विधि

यदि आपकी प्रसूति ऑपरेशन से हुई है या सामान्य प्रसूति के दौरान टाँके (एपीजीयोटॉमी) आए है तो यह विधि आपके लिये ज्यादा अनुकूल है। आप और आपका शिशु दोनों ही एक दूसरे की तरफ मुख करके लेटी अवस्था में रहते हैं। शिशु का मुख निपल की सीध

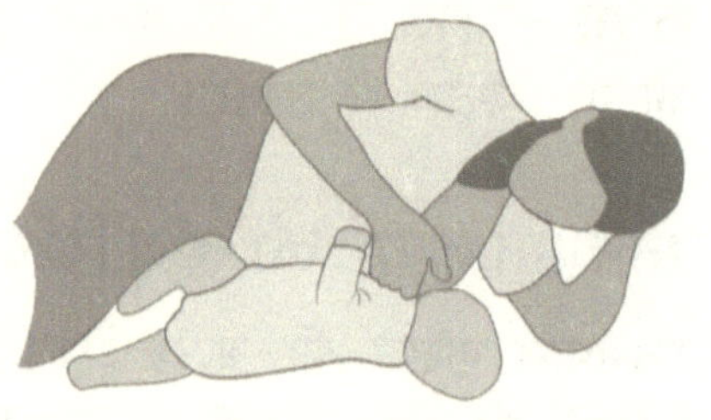

Side lying position

में होना चाहिये एवं शिशु का पेट आपके पेट को स्पर्श करे। एक हाथ से शिशु को अपने करीब लायें और बेहतर समझने के लिये कृपया चित्र में दर्शाये तरीके को ध्यान से देखें।

प्रिय माता, स्तनपान के दौरान कुछ प्रकार की समस्यायें पैदा हो सकती हैं। अगर आप कुछ निर्देशों का पालन करें और सावधानी रखें तो यह सारी समस्यायें रोकी जा सकती हैं और अगर हो जायें तो ठीक की जा सकती हैं।

1. चपटा निपल (फ्लैट निपल)

चपटा निपल होना कोई बड़ी समस्या नहीं है। आपको इस बात को समझना चाहिये कि निपल दूध का स्रोत नहीं होता बल्कि स्तन में भरे दूध के निकलने का माध्यम मात्र होता है। निपल के पीछे के काले भाग को शिशु द्वारा दबाये जाने पर निपल से दूध निकलता है चाहे

निपल चपटा ही क्यों न हो। सुनिश्चित करें कि आपके निपल उठ पाते हैं कि नहीं। निपल को धीमे से स्पर्श करके बाहर की तरफ खींचने की कोशिश करें। अगर निपल सीधे खड़े हो सकते हैं तो वे स्तनपान के लिये अनुकूल हैं।

2. उल्टे निपल (इनवरटेड निपल)

इस तरह का निपल पीछे की तरफ धंसा हुआ होता है और बाहर निकालने की कोशिश करने पर और ज्यादा धंस जाता है। इस प्रकार के निपल बहुत कम पाये जाते हैं। गर्भावस्था के दौरान ज्यादातर इनवरटेड निपल सही हो

जाते हैं और बाहर की तरफ निकल आते हैं। अगर आपके स्तन का निपल इस प्रकार है और शिशु के जन्म तक सही आकार नहीं ले पाया है तो कृपया अपने डॉक्टर से सम्पर्क करें।

उल्टे निपल को सही करने की विधि

हाथ से करने की विधि

निपल को बाहर की तरफ खींचें और अपनी उंगलियों के बीच में घुमायें। ऐसा दिन में कुछ बार करें और दूध पिलाने के पहले हर बार करें।

सिरिन्ज द्वारा करने की विधि

एक 10 सी.सी. की प्लास्टिक सिरिन्ज लें। उसका पिस्टन बाहर निकाल दें। अब सिरिन्ज को अपनी चोंच से आधे इन्च पीछे से काटें। पिस्टन को इस कटे भाग की तरफ से सिरिन्ज में घुसायें। अब सिरिन्ज के खुले भाग को निपल पर फिट करें और पिस्टन को खींचें। ऐसा

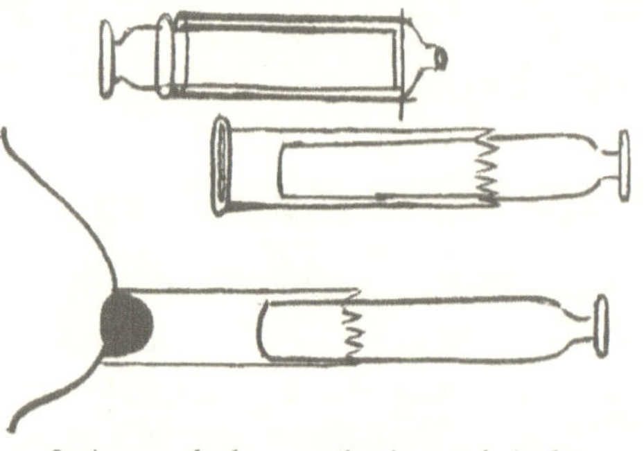

Syringe method- correcting inverted nipple

करने से निपल धीमे-धीमे सिरिन्ज के अन्दर खड़ा होने लगेगा। एक मिनट तक सिरिन्ज से निपल पर इस प्रकार दबाव बनाकर रखें। इसके बाद पिस्टन को आगे की तरफ करें ताकि निपल पर से दबाव खत्म हो जाये। इस विधि को हर बार स्तनपान करवाने के पहले 4-5 बार दोहरायें। इस विधि को करने के तुरन्त बाद निपल एवं एरियोला को कुछ देर तक आगे की तरफ खींच कर रखें एवं शिशु को स्तनपान करवायें। धीमे-धीमे आपके स्तन के निपल सीधे एवं खड़े होने शुरू हो जायेंगे।

3. ज्यादा लम्बा निपल (लौंग निपल)

लम्बे निपल से स्तनपान कराने में समस्या आ सकती है क्योंकि शिशु सिर्फ निपल को ही पकड़ता हैं और एरियोला को अपने मुंह में नहीं ले पाता। अगर आपको इस तरह की समस्या है तो शिशु को स्तनपान कराते समय

अपने स्तन के और नजदीक लायें ताकि वह एरियोला को अपने मुंह में और अच्छी तरह भर सके।

4. निपल का कट जाना एवं दर्द करना

यह समस्या शिशु को स्तनपान ठीक स्थिति में न करवाने से पैदा होती है। शिशु सिर्फ निपल को चूसता है और एरियोला को अपने मुंह में नहीं लेता। सिर्फ निपल को ही चूसने से निपल में कटाव पैदा हो जाता है और निपल दर्द करने लगते हैं। अगर यह समस्या जारी रहे तो स्तन का संक्रमण और स्तन में मवाद पड़ने की समस्या हो सकती है। कभी-कभी फंगस का इन्फेक्शन भी हो सकता है।

निपल का कट जाना एवं दर्द करना किस तरह रोका जा सकता है?

सुनिश्चित करें कि स्तनपान कराते समय शिशु मां से ठीक तरह से जुड़ा हो यानि निपल के साथ एरियोला भी उसके मुंह में हो और वह दोनों पर दबाव बनाये। अगर स्तनपान कराते समय दर्द होता है तो शिशु सिर्फ निपल को चूस रहा है। ऐसा होने पर स्तनपान रोक दें। शिशु के मुंह में हौले से उंगली डालकर स्तन से जुड़ाव तोड़ दें और दुबारा सही तरीके से स्तनपान प्रारम्भ करें। स्तनपान करानें के पश्चात शिशु को स्तन से खींचकर दूर न करें। इससे स्तन में कटाव पैदा हो सकता है। प्रतीक्षा करें य शिशु अपने आप ही निपल को छोड़ देगा या शिशु के मुंह में उंगली डालकर धीमे से स्तन से जुड़ाव तोड़ दें। ध्यान दें कि शिशु के मुंह को या स्तन को चोट न पहुँचें।

कटे फटे या दर्द करने वाले निपल का इलाज

- स्तनपान सही तकनीक से एवं सही अवस्था मे करवायें।
- निपल एवं एरियोला को गुनगुने पानी से दिन में दो बार साफ करें।
- स्तन को हवा और धूप मिलने दें।
- स्तनपान के पश्चात अपने पश्च दूध की एक बूंद अपने निपल पर लगाकर मालिश करायें।
- स्तनपान जारी रखें।

⌃ अगर फंगस से संक्रमण है तो अपने डॉक्टर से पूछकर कोई अच्छी एन्टीफंगल क्रीम लगायें। बाजार मे मिलने वाली मेडिकेटेड क्रीमों का इस्तेमाल न करें। उनसे आपकी दशा और भी खराब हो सकती है।

⌃ निपल शील्ड का इस्तेमाल कर सकती हैं, परन्तु उसकी साफ-सफाई अच्छे से करें।

5. स्तन का ज्यादा भर जाना

प्रिय माता, एक स्तनपान कराने वाली मां के स्तनो में दूध बराबर बनता रहता है और अगर उसे स्तनपान द्वारा लगातार खाली न किया जाये तो स्तनों के दूध से ज्यादा भर जाने की समस्या हो जाती है जिससे स्तन दर्द करने लगते हैं। स्तनों के ज्यादा भर जाने के कारण निम्नानुसार हैं:

➢ समुचित स्तनपान न करवाना

➢ स्तनपान देर से शुरू करना।

➢ स्तनपान के साथ-साथ ऊपर का दूध भी देना जारी रखना।

➢ स्तनपान काफी देर-देर से करवाना।

अगर स्तनो के ज्यादा भर जाने की समस्या हो जाती है तो शिशु भी ठीक से दूध नहीं पी पाता व इससे स्तन में दूध का बनना भी कम हो जाता है।

इस समस्या से कैसे बचें?

इस समस्या से बचने का सिर्फ एक तरीका है कि स्तनपान अच्छी तरह करवायें।

इस समस्या का क्या इलाज है?

जैसा कि ऊपर बताया है अच्छी तरह स्तनपान करवायें। अगर दर्द के कारण या किसी और कारण से स्तनपान नहीं करवा पा रही हैं तो स्तन के दूध को हाथ से या किसी पम्प से बराबर खाली करते रहें।

6. स्तन की दुग्ध नलिका में रूकावट

जब शिशु स्तनपान करते समय एरीयोला को ठीक तरह से नहीं दबा पाता तो स्तन के अन्दर की दुग्ध नलिका में अवरोध पैदा हो जाता है, जिससे स्तन में दर्द करने वाली कड़ी सूजन पैदा हो जाती है।

इलाज

- स्तन को चारों ओर से निपल की ओर मसाज करें।
- बीमार स्तन से शिशु को स्तनपान जारी रखें। स्तनपान अलग अलग अवस्थाओं में करवायें ताकि स्तन सब तरफ से खाली हो सके।
- समुचित आराम करें।
- ढीले कपड़े पहनें।

7. स्तन में सूजन

अगर दुग्ध नलिका में रूकावट जारी रहती है तो स्तन में संक्रमण हो जाता है। स्तन में सूजन आ जाती है। स्तन दर्द करने लगते हैं। ठण्ड के साथ बुखार आ सकता है और स्तन मे मवाद पड़ सकती है। इस दशा को स्तन का संक्रमण या मैस्टाइटिस कहते है।

रोकथाम एवं इलाज

स्तन की चारों ओर से मालिश इस प्रकार करें कि दुग्ध नलिका में रूकावट के कारण जमा हुआ दूध निकल आये। स्तन को समय समय पर खाली करती रहें।

- स्तनपान जारी रखें।
- बर्फ (आइस पैक) से स्पर्श करायें।
- डॉक्टर से मिलें। वह एन्टीबायोटिक्स एवं दर्द नाशक दवाईयाँ देगा।
- आपका डॉक्टर जरूरत होने पर स्तन में चीरा लगाकर मवाद भी निकाल सकता है।
- जितना जल्दी संभव हो स्तनपान वापिस शुरू करें।

स्तन से दूध का टपकना या बहना

स्तन से दूध का टपकना या बहना एक प्राकृतिक एवं सामान्य घटना है और कुछ ही हफ्तों में यह बन्द हो जाता है। ये सामान्यतः तब होता है जब शिशु को दूध पिलाने का समय है या जब आपके मन में अपने शिशु के बारे में प्रेम भरे विचार आते हैं।

आप शरीर के ऊपरी भाग में गहरे रंग के कपड़े पहनकर धब्बों को छुपा सकती हैं और स्तन पर पैड का इस्तेमाल भी कर सकती हैं। यदि आप पैड का इस्तेमाल करें तो पैड को समय समय पर बदलें और स्तन को साफ रखें अन्यथा स्तन एवं निपल में संक्रमण पैदा हो सकता है।

दूध के साथ खून आना

कभी कभी दूध के साथ थोड़ा रक्त आ सकता है यद्यपि निपल या स्तन स्वस्थ होते हैं और उनमें कोई घाव नहीं होता। सामान्यतः यह अहानिकारक घटना है और खून का आना स्वतः रूक जाता है। स्तनपान जारी रखें।

माँ की दूध की मात्रा कैसे बढ़ाएं

प्रिय मां,

निम्नलिखित पंक्तियों में आप यह सीखेंगी कि आप अपने दूध का उत्पादन प्राकृतिक रूप से किस प्रकार बढ़ा सकती हैं। आप यह भी सीखेंगी कि किन कारणों से आपके दूध का उत्पादन कम हो जाता है।

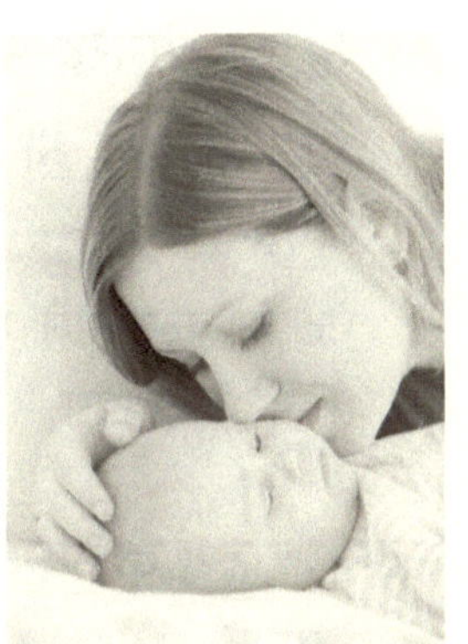

दूध की मात्रा बढ़ाने वाले कारक

- प्रसूति के एक घंटे के अन्दर स्तनपान प्रारम्भ करें।

- स्तनपान बार बार करायें। रात्रि में भी करायें।

- स्तनपान की सही विधि एवं तकनीक का इस्तेमाल करें।

- परिवार के सदस्यों का पूर्ण सहयोग हो।

- दूध पिलाने वाली मां में आत्मविश्वास हो।

- दूध पिलाने वाली मां प्रसन्नचित एवं स्वस्थ रहे।

- दूध पिलाने वाली मां को बिना किसी अन्धविश्वास या रोकटोक के अच्छी तरह और सब कुछ खाना चाहिये।

- अस्पताल के स्टाफ एवं डॉक्टरों से सहयोग एवं सही सलाह मिले।

दूध की मात्रा घटाने वाले कारक

- स्तनपान का देर से शुरू करना।

- स्तनपान देर देर से करवाना या कम करवाना।

- शिशु को ऊपर का दूध पिलाना-गाय, भैंस या डिब्बे का दूध।

- अन्य चीजें पिलाना जैसे ग्लूकोस का पानी, शहद आदि।

- स्तनों में दर्द का होना (गलत विधि से स्तनपान कराने के कारण)

- मां में आत्मविश्वास की कमी।

- परिवार के सदस्यों से सहयोग न मिलना।

- मां को उचित एवं संतुलित आहार का न मिलना। ऐसा अज्ञानतावश या अंध विश्वास के कारण हो सकता है।

- मां का सिगरेट पीना।

- कुछ दवाइयां भी दूध का उत्पादन कम कर सकती हैं जैसे ऐलर्जी की दवाइयां।

- पेट के बल सोने से भी स्तन पर दबाव पड़ने के कारण दूध का उत्पादन कम हो सकता है।

स्तन के दूध को बढ़ाने वाली दवाइयां

स्तन के दूध का उत्पादन कुछ दवाइयों की मदद से बढ़ाया जा सकता है। अपने डॉक्टर से इस बारे में सलाह लें। ऐसी दवाइयों के बारे में कुछ जानकारी नीचे पढ़ें।

1. मीटोक्लोप्रामाइड

यह दवा काफी प्रभावशाली है परन्तु आजकल ज्यादा उपयोग में नहीं आती क्योंकि इसमें कुछ साइड इफैक्ट्स (पेट में भारीपन, दस्त, गर्दन एवं जीभ में खिचाव आदि) हैं और इससे कम साइड इफैक्ट्स वाली प्रभावशाली दवाइयां उपलब्ध हो गई है। इसे दिन में दो बार दिया जाता है। यह दवा सामान्य तौर पर उल्टी एवं जी घबराने पर इस्तेमाल की जाती है।

डॉमपेरिडॉन

यह दवा आजकल मीटोक्लोप्रामाइड से ज्यादा इस्तेमाल की जाती है, क्योंकि यह भी एक काफी प्रभावशाली दवा है और इसमें साइड इफैक्ट्स भी कम है। इस दवा को दिन में दो बार देने से स्तन से दुग्ध उत्पादन बढ़ जाता है।

यह दवा शरीर में जाकर प्रोलेक्टिन नामक तत्व की मात्रा बढ़ाती है जिससे दुग्ध उत्पादन बढ़ जाता है।

जड़ी बूटियां

कुछ जड़ी बूटियां स्तन से दुग्ध उत्पादन को बढ़ा देती हैं। इनमें प्रमुख हैं मैथी एवं सतावरी। भारतीय परिवारों मे प्रसूति पश्चात दिये जाने वाले आहार में मैथी मिलाने की परम्परा है। सतावरी भी भारतीय दवा बाजार में कई नामों से उपलब्ध है। आपका डॉक्टर आपको इससे बारे में जानकारी देगा परन्तु ध्यान रखें कि किसी अच्छी कंपनी का उत्पाद खरीदें और यह भी ध्यान रखें कि ऐलोपैथी की दवाओं की तरह जड़ी बूटी से भी साइड इफैक्ट्स हो सकते हैं। लहसुन का इस्तेमाल करने से भी स्तन के दूध को बढ़ाने में सहायता मिल सकती है।

अर्द्ध ठोस आहार

प्रिय माता,

शिशु के छः माह का हो जाने पर आप उसे अर्ध ठोस आहार देना प्रारम्भ कर सकती हैं। छः माह की उम्र तक मां का दूध शिशु के पोषण की सारी आवश्यकताओं को पूरा करता है परन्तु उसके बाद नहीं। छः माह के बाद शिशु के पोषण की आवश्यकताओं को पूरा करने के लिये एवं शिशु के विकास एवं

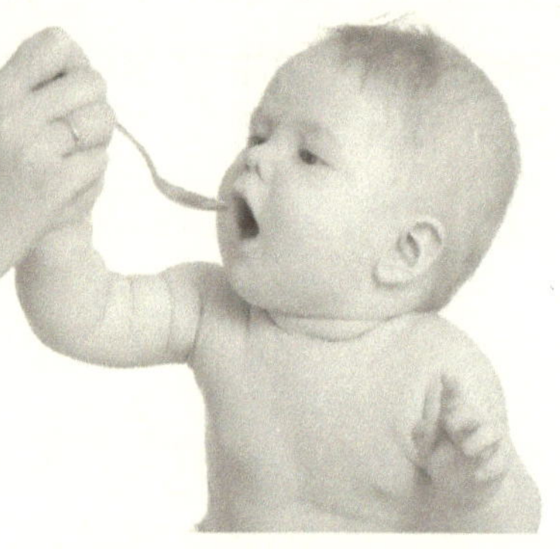

शारीरिक वृद्धि के लिय अर्ध ठोस आहार का देना आवश्यक हो जाता है। स्तनपान जारी रखते हुये अर्ध ठोस आहार देना प्रारम्भ करें। साफ-सफाई एवं कीटाणु नाशन का ध्यान रखें। अर्ध ठोस आहार प्रारम्भ करने में लापरवाही बरतने से शिशु को दस्त लग सकते हैं एवं यदि अर्ध ठोस आहार में समुचित मात्रा में ऊर्जा और पोषक तत्व नहीं हैं तो वह कुपोषण नामक बीमारी का शिकार बन सकता है।

कुछ महत्वपूर्ण सुझाव
स्तनपान जारी रखें

अर्ध ठोस आहार प्रारम्भ कर देने का यह मतलब नहीं है कि स्तनपान बन्द कर दें। स्तनपान शिशु के लिये महत्वपूर्ण है। स्तनपान को दो वर्ष एवं आगे तक जारी रखें।

अर्ध ठोस आहार घर में उपस्थित खाद्य सामग्री से ही बनायें

अर्ध ठोस आहार घर में मौजूद खाद्य सामग्री से ही बनाया जाना चाहिये। उसका मुलायमीकरण कर लें एवं अलग-अलग रूप में बनायें जैसे - दाल चावल का मिश्रण, दाल या चावल अलग-अलग, खिचड़ी, दलिया आदि। उसमें मसाले न डालें। इस तरह का खाना शिशु के लिये सबसे पौष्टिक होता है एवं सस्ता होने के कारण पारिवारिक बजट पर बोझ भी नहीं डालता।

डिब्बा बन्द खाद्य पदार्थों से परहेज करें

बाजार में उपलब्ध डिब्बा बन्द खाद्य पदार्थ महंगें पड़ते हैं एवं घरेलू खाद्य पदार्थों से बेहतर नहीं होते हैं।

विविधता का इस्तेमाल करें

शिशु को एक ही तरह का खाद्य पदार्थ लगातार न दें। खाद्य पदार्थों में विविधता रखें।

कई तरह के अर्ध ठोस आहार एक ही साथ प्रारम्भ न करें

खाद्य पदार्थों को एक-एक करके प्रारम्भ करें। पहले एक आहार दें, शिशु को उसकी आदत पड़ने दें, फिर नया आहार शुरू करें।

खाने के लिये शिशु पर जोर न डालें।

यदि शिशु किसी समय कोई विशेष खाद्य पदार्थ खाना नहीं चाह रहा तो उस पर जोर न डालें। कुछ और खिला दें।

प्रश्नोत्तरी

1. अर्ध ठोस आहार की पोषणता कैसे बढायें?

अर्ध ठोस आहार की पोषणता बढाने के लिये दालों को धान्य (चावल, गेंहूं आदि) के साथ मिलायें। आहार में तेल, वसा, शक्कर (कैलोरी बढाने के लिये) एवं हरी सब्जियां (विटामिन एवं आयरन के लिये) मिलायें। कई मातायें यह समझती हैं कि शिशु को आहार का मतलब दाल या चावल का पानी देना हैं।

उनका यह सोचना गलत है। आहार थोड़ा पतला बनायें, परन्तु उसमें दाना घुल जाना चाहिये। शिशु आहार के साथ गाय, भैंस का दूध, पनीर, दही, फल, अण्डे, मछली एवं मीट सूप आदि देने से आहार की पोषकता बढती है।

2. अर्ध ठोस आहार दिन में कितनी बार और कितनी मात्रा में देना चाहिये?

प्रिय मां, शुरूआत में आप दिन में 2 या 3 बार अर्ध ठोस आहार दें। एक बार में 2 से 3 बड़े चम्मच तक (लगभग 30 ग्राम से 40 ग्राम)। धीरे-धीरे मात्रा बढते जायें। 9 महीने के शिशु को दिन में 3 से 4 बार तक लगभग 100 ग्राम आहार प्रति बार दे सकते हैं। एक साल के शिशु को दिन में 3 से 4 बार आहार दें। आहार की मात्रा 175 से 200 ग्राम तक हो। स्तनपान जारी रखें। अगर शिशु स्तनपान नहीं कर रहा है तो दिन में एक से दो कप दूध अतिरिक्त दें एवं एक या दो बार आहार भी अतिरिक्त दें। शिशु सही खा रहा है या नहीं यह आपको शिशु के वजन एवं लम्बाई में वृद्धि एवं शिशु की क्रियाशीलता से मालूम पड़ जाता है।

3. मैं अपने शिशु को अर्ध ठोस आहार में सिर्फ शाकाहारी अर्ध ठोस आहार देना चाहती हूं। क्या यह शिशु के लिये पर्याप्त है?

यदि आप शाकाहारी खाद्य पदार्थों को सही अनुपात और सही मिश्रण में देंगी एवं विविधता से देंगी तो शाकाहारी भोजन आपके शिशु को सम्पूर्ण पोषण प्रदान करेगा। इस बारे में आपको कोई सन्देह रखने की आवश्यकता नहीं है।

4. मेरा शिशु बीमार है। क्या मुझे उसको खाना खिलाना जारी रखना चाहिये या परहेज करवाना चाहिये?

बीमारियों के दौरान जैसे दस्त, खांसी, जुकाम आदि में भी आपको शिशु को आहार देना जारी रखना चाहिए। कुछ माताएं शिशु की बीमारी के दौरान खाने को पतला बनाकर देने लगती है यह गलत है। यदि शिशु को भूख नहीं है तो शिशु को थोड़ा-थोड़ा आहार थोड़ी-थोड़ी देर से खाने के लिये प्रोत्साहित करें। परन्तु ध्यान रखें, खाने को जबरदस्ती न खिलायें, वरना शिशु में खाने की अनिच्छा और बढ जाती है और वह उल्टियां भी कर सकता है।

अर्ध ठोस आहार कैलेण्डर

1. छ: माह के आसपास

छ: माह के आसपास आप दाल, चावल अलग-अलग या मिश्रण बनाकर, खिचड़ी, गेंहू का दलिया, सूजी आदि देना प्रारम्भ कर सकती हैं। इन खाद्य पदार्थों में आप थोड़ा तेल, घी, गाय या भैस का दूध, कुछ मसले हुये फल जैसे केला, सेव, चीकू, पपीता या उबाली हुई एवं मसली हुई सब्जियां मिला सकते हैं। प्रारम्भ में एक या दो चम्मच खाद्य पदार्थ दें। धीमे-धीमे मात्रा बढायें। कुछ दिनों में शिशु 60 से 70 ग्राम खाद्य पदार्थ प्रतिदिन खाने लगता है।

2. सात से नौ महीना

छः महीने पर जो खाद्य पदार्थ बताये गये हैं वही जारी रखें, बस उनकी मात्रा बढती जाती है। कुछ और भी देना प्रारम्भ कर सकते हैं जैसे-रोटी का छिल्का दाल में मसलकर, ब्रेड, बिस्कुट आदि। शिशु इस उम्र मे दिन में तीन या चार बार तक अर्ध ठोस आहार खाता है। स्तनपान जारी रखें।

3. नौ से बारह महीना

नौ महीने के बाद शिशु खाद्य पदार्थों को थोड़ा चबाना शुरू कर देता है। अब शिशु को परिवार के सदस्यों के लिये बनाये गये खाने में से देना प्रारम्भ कर सकते हैं। जो निर्देश छ: माह एवं सात से नौ माह में दिये गये हैं, उनको जारी रखें यानी शिशु के खाने में घी, दूध, फल सब्जियों आदि का मिश्रण करें या उनको अलग से दें।

4. एक वर्ष

एक वर्ष का शिशु परिवार के साथ ही खाना खाता हैं। उसे संतुलित आहार दें, यानी दाल, चावल, रोटी, सब्जी, फल, सलाद, दूध आदि सभी कुछ दें। जो लोग मांसाहारी हैं शिशु को अण्डा, मछली, चिकिन आदि दें।

अर्ध ठोस आहार को तैयार करना एवं रख-रखाव संबंधी सलाह

अर्ध ठोस आहार को तैयार करते समय एवं रखते समय साफ-सफाई का एवं कीटाणु नाशन का विशेष ध्यान रखें। शिशु के लिये खाना बनाते एवं शिशु

को खिलाते समय साबुन से हाथ अवश्य धोयें। खाना बनाने की जगह एवं बर्तन स्वच्छ होने चाहिए। आहार ताजा बना हो तो बेहतर है।

छह माह के शिशु को क्या आहार शुरू करें? (Diet Chart)

धान एवं दालें	खिचड़ी, चावल, सूजी, जौ, दलिया, जई (ओट मील), मूंग दाल, मसूर दाल, अन्य दालें
डेयरी	दही, योगर्ट, मठा
सब्जी	लौकी, तोरई, कद्दू, आलू आदि
फल	पपीता, चीकू, सेव, केला आदि
सलाद	गाजर, टमाटर, ककड़ी (मसल के), हरी सब्जी का सूप
नॉन वेज	अंडे की जरदी, 7 महीने पर अंडे की सफेदी, फिश (एलर्जी चेक करने के बाद), 9 महीने पर चिकिन

उम्र	खाने का प्रकार	कितनी बार खिलाएं	मात्रा
6-8 महीना	फेंटा हुआ या घुटा हुआ खाना, दलिया, खिचड़ी	दिन में दो - तीन बार स्तनपान जारी रखें	2-3 टेबल स्पून प्रति आहार (1टेबल स्पून =15ग्राम)
9-11 महीना	फेंटा हुआ या घुटा हुआ खाना, मोटे दाने वाला खाना, ऐसा खाना जिसे शिशु उठा सके	दिन में तीन -चार बार खिलाएं, स्तनपान जारी रखें	आधा कप (1कप=250ग्राम)
12-23 महीना	सामान्य भोजन दाल-चावल रोटी, सब्जी, सलाद ,नाश्ता –पोहा, सूजी, उपमा, आदि	दिन में तीन -चार बार खिलाएं, स्तनपान जारी रखें	¾ से 1कप (1 कप=250ग्राम)

डिब्बाबंद (तैयार) शिशु आहार

वर्तमान समय में जब तैयार भोजन को घर पर पहुँचाने की सुविधा अत्यंत प्रचलित हो गयी है और घर पर स्वास्थकर और स्वादिष्ट भोजन पकाने की परम्परा कहीं पीछे छूटती जा रही है, तब आधुनिक माँओं की भी अपने शिशुओं के लिए डिब्बाबंद तैयार शिशु आहार के प्रति रुचि बढ़ती जा रही है। डिब्बाबंद शिशु आहार (Ready to Eat Foods) के पीछे एक रोचक कहानी है। ये आहार

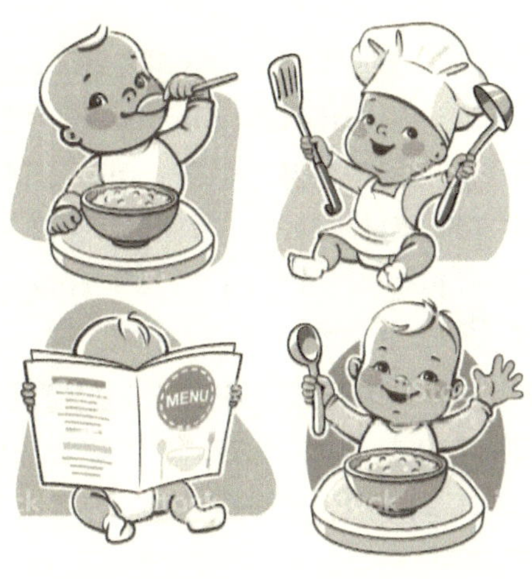

अन्तर्राष्ट्रीय बाजार में 1920 में आये थे, किन्तु भारत में कुछ समय बाद आना प्रारम्भ हुए। ये तब से उपयोग में आये जब न्यूयॉर्क, यू.एस.ए. के किसी हैरॉल्ड क्लैप ने अपने बीमार बच्चे के लिए सब्जियों का सूप बनाया और वह ठीक हो गया। उसने ठीक होने का सारा श्रेय सूप के गुणकारी प्रभाव को दिया। उनके सूप बनाने की विधि काफी प्रचलित/लोकप्रिय हो गयी और वे उसका बड़ी मात्रा में उत्पादन करने लगे। इस तरह से मि. क्लैप का शिशु आहार अस्तित्व में आया। उसी समय के दौरान मिशीगन की एक कम्पनी ने जो डिब्बाबंद फलों व सब्जियों का कारोबार करती थी, सब्जियों और फलों के गूदे को डिब्बाबंद करके शिशु आहार के नाम से बाजार में उतार दिया, और ये बड़ी शीघ्रता से विकसित देशों की माँओं के बीच लोकप्रिय हो गया, क्योंकि घर पर भोजन तैयार करने का उनका एक काम जो कम हो गया था, यानि घोलो और खिलाओ। इसकी उपलब्धता बढ़ती गयी और कंपनियों ने इसको

ज्यादा स्वादिष्ट बनाना प्रारम्भ कर दिया। फिर ये कम उम्र के शिशुओं को भी परोसा जाने लगा और इसे फोर्टीफाइड भी किया जाने लगा, यानि इसमें विटामिन्स, आयरन, कैल्शियम आदि का मिश्रण किया जाने लगा।

घर पर तैयार आहार बनाम डिब्बाबंद शिशु आहार

डिब्बाबंद शिशु आहार दुनिया भर की माँओं के बीच इसलिये लोकप्रिय हो गये, क्योंकि उन्हें घर में तैयार करने वाले आहार की अपेक्षा इसके कुछ फायदे नज़र आए थे। इन्हें घर में पकाने वाले आहार की अपेक्षा कम समय में आसानी से तैयार किया जा सकता है। ये यात्रा के दौरान सुविधाजनक होते हैं। तैयार शिशु आहार को स्टोर करना भी काफी आसान है। ये विटामिन्स, आयरन, कैल्शियम तथा अन्य सूक्ष्म तत्वों से युक्त होते हैं। लेकिन घर में पकाये जाने वाले आहार की पौष्टिक गुणवत्ता को भी दालें, अनाज, फल, सब्जी, मांसाहार तथा सलाद इत्यादि सम्मिलित करके बढ़ाया जा सकता है। शिशु आहार भी अलग-अलग प्रकार का आता है। एक कम्पनी के शिशु आहार में गेहूँ, चीनी, जौ, संतरे का रस, सोयाबीन का तेल, सेव, मक्का, चावल, चैरी, स्ट्रॉबेरी इत्यादि सारी चीजें मिली होती हैं, किन्तु आप घर पर भी विभिन्न खाद्य पदार्थों का मिश्रण कर पौष्टिक आहार तैयार कर सकते हैं। शिशु आहार के बारे में एक विशेष बात यह है कि इन्हें तैयार करने के लिए सफाई का विशेष ध्यान रखा जाता है, जो कि विकासशील देशों में लोगों द्वारा घर पर तैयार करने में कभी कभी संभव नहीं है। किन्तु इन लाभों का यह तात्पर्य कतई नहीं है कि तैयार शिशु आहार घर पर पकाए गए आहार से बेहतर है।

तैयार शिशु आहार की हानियाँ

➤ घर पर तैयार आहार प्राकृतिक होता है एवं प्राकृतिक वस्तु सदैव श्रेष्ठतर होती है।

➤ जंक फूड की तरह ही तैयार शिशु आहार में चीनी और सोडियम की मात्रा अधिक एवं रेशे (Fibre) कम होते हैं।

➤ ये मंहगे होते हैं तथा सबकी पहुँच में नहीं होते।

➤ घर पर तैयार आहार खिलाने से शिशु को परिवार के अन्य सदस्यों की तरह ही संतुलित भोजन करने की आदत पड़ती है।

निष्कर्ष:

घर पर तैयार ताजा आहार, डिब्बाबंद आहार से श्रेष्ठ होता है एवं बच्चों को यही खिलाया जाना चाहिये। किन्तु, यदि आप कामकाजी महिला हैं तथा समयाभाव के कारण तैयार शिशु आहार पर निर्भर हैं, तो खरीदते समय इसमें प्रयुक्त सामग्री को सावधानीपूर्वक जाँच लें। अन्तर्राष्ट्रीय स्तर पर भी अधिकांश वैज्ञानिक डिब्बाबंद शिशु आहार के नियमित सेवन की सिफारिश नहीं करते हैं। सेन्टर फॉर साइंस (US) ने अपनी एक रिपोर्ट में कहा कि गर्बर एंड हाइन्ज़ कम्पनी द्वारा तैयार शिशु आहार पौष्टिक गुणवत्ता में घर पर तैयार आहार की तुलना में कमतर है। हालाँकि संगठन का मानना है कि आधुनिक समय के शिशु आहार ज्यादा अच्छी गुणवत्ता वाले हैं।

मेरा बच्चा खाना नहीं खाता!!

कई माताएँ मेरे पास बच्चे के गले का परीक्षण करवाने आती हैं और पूछती हैं, "डॉक्टर साहब, इसके गले का परीक्षण करके देखिये कोई समस्या तो नहीं है? भोजन इसके गले के नीचे नहीं उतरता है?" और मैं पाता हूँ कि बच्चा एकदम स्वस्थ है, मेरे क्लीनिक में खेल रहा है और मेरी मेज पर रखी हुई चीजों को उठाने-गिराने की कोशिश कर रहा है। असल में, यहाँ गलती माँ की

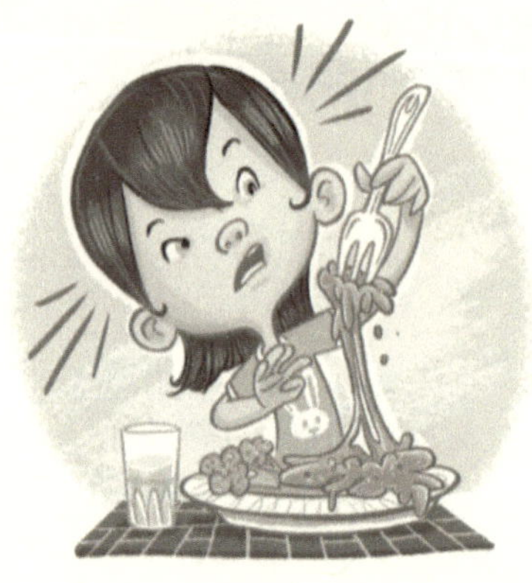

होती है, जो बच्चे को जबरन भोजन कराना चाहती है। यदि बच्चा भूखा होगा तो वह स्वयं भोजन की माँग करेगा, क्योंकि यही प्राकृतिक व्यवहार है। जबकि जबर्दस्ती खिलाना बच्चे पर हानिकारक प्रभाव डाल सकता है। यदि आप हर समय बच्चे को खिलाने के पीछे पड़े रहेंगे तो वह उतना ही विरोधी होने लगेगा, हो सकता है कि वह उलटी करना शुरू कर दे और उसमें चिड़चिड़ापन एवं कोई अन्य व्यवहार संबंधी समस्यायें उत्पन्न होने लगे।

यदि एक सामान्य बच्चा यदि खाना नहीं चाहता है तो माँ को यह समझना होगा कि शिशु का प्रथम वर्ष तीव्र विकास का होता है। जबकि द्वितीय एवं तृतीय वर्ष में यह विकास अपेक्षाकृत धीमा होता है। प्रथम वर्ष में शिशु का वजन तिगुना हो जाता है, जबकि दूसरे एवं तीसरे वर्ष में लगभग दो किलो प्रति वर्ष वजन बढ़ता है। यह प्राकृतिक नियम है, अतः बच्चे/शिशु की भूख एवं भोजन की आवश्यकता कम हो जाती है।

इस बात पर गौर करना अत्यन्त महत्त्वपूर्ण है कि कभी कभी बच्चे को वाकई कोई स्वास्थ्य संबंधी समस्या हो सकती है जिसके कारण वह भोजन

लेने से मना करता है। अतः समझदारी इसी में है, कि आप शिशु को लेकर डॉक्टर के पास जायें और अपनी शंकाओं का निवारण करें।

वह बच्चा जो "कुछ नहीं खाता" एवं वह बच्चा "जो कुछ ही चीज़ें खाता है" उन दोनों में अन्तर है। जो बच्चा केवल अपनी पसंद की चीजें खाता है, उसकी माता को ज़्यादा सावधान रहना चाहिये। स्वस्थ रहने के लिए संतुलित भोजन खाना आवश्यक है, अन्यथा उसके शरीर में विटामिन एवं अन्य महत्वपूर्ण तत्वों की कमी उत्पन्न होने लगेगी। जो बच्चा सब्जियाँ एवं सलाद नहीं खाता हैं, उसके शरीर में विटामिन एवं खनिज की कमी होने लगती है। जो शाकाहारी शिशु दूध नहीं पीना चाहता उसमें प्रोटीन की कमी उत्पन्न हो सकती है। इसी प्रकार यदि कोई शिशु केवल दूध ही पीना चाहता है तो उसके शरीर में लौह तत्व (आयरन) की कमी होने लगती है।

नई चीज़ें खाने में नखरे का क्या कारण हो सकता है?

ऐसा बच्चा हर नयी भोज्य वस्तु के प्रति अनिच्छा व्यक्त करता है। वह जानी-पहचानी वस्तु को ही बार-बार प्राथमिकता देता है तथा नयी वस्तुओं को पूरी तरह से नकार देता है। लेकिन इसमें चिंता करने जैसी कोई बात नहीं है; धीरे-धीरे वह नयी वस्तुओं को खाना भी सीख जाता है। चुनिन्दा पदार्थों को ही खाने के पीछे बहुत बड़ा मनोवैज्ञानिक कारण भी है; इस प्रकार बच्चा अपनी स्वतंत्रता अभिव्यक्त करना चाहता है और अपना जीवन स्वयं नियंत्रित करना सीखता है।

हो सकता है कि अपने बच्चे के खाने के मामले में आपका अनुमान गलत हो। एक अध्ययन के अनुसार 49% माताओं का मानना था कि उनके बच्चे खाने में कुछ ही चीजें खाते हैं जबकि अध्ययन के अनुसार वे सभी बच्चे विभिन्न प्रकार की भोजन सामग्री से अपने लिए आवश्यक पौष्टिक तत्वों की जरूरत पूरी कर लेते हैं।

जो बच्चे खाने में कुछ ही चीज़ें खाते हैं, उनकी देख-रेख के कुछ अति महत्वपूर्ण उपाय नीचे दिये गये हैं:

➤ अपने शिशु को विभिन्न प्रकार की भोज्य सामग्री उपलब्ध करायें।

➤ धैर्य से काम लें; किसी भी नई भोज्य सामग्री को शिशु स्वाद से खाने लगे ऐसा आवश्यक नहीं, समय लग सकता है।

- भोजन करते समय वातावरण को प्रफुल्लित/खुशनुमा बनायें। भोज्य सामग्री को आकर्षक रूप में प्रस्तुत करें, जिससे शिशु में रूचि जाग्रत हो। उदाहरण के रूप में: रोटी, सलाद इत्यादि को विभिन्न प्रकार के आकार जैसे तारा, जहाज इत्यादि में प्रस्तुत करें।

- भोजन के समय विकल्प सीमित रखें। किसी भी भोजन में कम से कम एक चीज ऐसी रखें जो शिशु को पसंद हो। रात्रि भोजन के कुछ नियम निर्धारित करें, जैसे: हर सदस्य को भोजन में बनी हरेक वस्तु लेनी होगी। लेकिन कठोर न हों, शिशु को जितना लेना है, उतना लेने की छूट दें।

- जब कोई नया व्यंजन या भोज्य सामग्री तैयार करते हैं, तो शिशु की ओर से तुरन्त सकारात्मक परिणाम की अपेक्षा न करें। जल्दी-जल्दी नई चीजें न बनायें। शुरूआत थोड़ी मात्रा से करें।

- भोजन तैयार करने के निर्णय में बच्चे की राय भी शामिल करें। उदाहरण के लिए, आप बच्चे से पूछ सकते हैं, "आज हम ऐसा क्या बनायें जो स्वादिष्ट भी हो और पौष्टिक भी?" इस प्रकार बच्चा भी यह जानेगा कि उसके लिये क्या अच्छा है।

निराश मत होइये। धैर्य रखें। कुछ ही दिनों की बात है। आपका बच्चा बड़ा हो जायेगा और उसकी खाने की विभिन्न चीज़ों के प्रति रूचि बढ़ती जायेगी। वह स्कूल जाने लगेगा, अपने साथियों को तरह-तरह की चीजें खाते हुए देखेगा और इस तरह से उसके भोजन व्यवहार में परिवर्तन आयेगा।

जब समस्या वास्तविक हो! भोजन कराना कठिन हो!

कभी-कभी ऐसी वास्तविक परिस्थितियाँ होती हैं, जब बच्चे को भोजन कराना वाकई कठिन होता है, जैसे:

- ऐसे बच्चे जो सेरीब्रल पाल्सी, ऑटिज़्म अथवा अन्य किसी न्यूरोलॉजिकल समस्या से ग्रस्त हों।

- ऐसे बच्चे जिन्हें रीफ्लक्स की समस्या हो अथवा किसी भोज्य पदार्थ से एलर्जी हो।

- समय पूर्व पैदा हुए शिशुओं तथा कम वजन वाले शिशुओं के साथ भी यह समस्या आ सकती है।

- ऐसे बच्चे जिनमें जन्म जात विकार हों, जैसे हृदय में कोई विकार, कटे हुए ओठ अथवा तालू।

- ऐसे बच्चे जिनमें एक साथ कई रोग हों अथवा अस्थमा हो

- ऐसे बच्चे जिनका कोई लंबा इलाज चल रहा हो, जिसके कारण उनमें सुस्ती बनी रहती हो तथा भूख ना लगती हो।

- ऐसे बच्चे जो जटिल मनोवैज्ञानिक एवं व्यवहारगत समस्याओं से ग्रसित हों।

क्या क्षुधावर्धक (Appetizers) देना ठीक हैं?

शिशुओं को क्षुधावर्धक नहीं देना चाहिए। लेकिन कई बड़े-बड़े उद्योग क्षुधावर्धक बनाने से ही फल-फूल रहे हैं। भारतीय बाजार में कई ऐसे आयुर्वेदिक क्षुधावर्धक (Appetizers) उपलब्ध हैं, जिनमें उपयोग की गयी सामग्रियों को सत्यापित करना कठिन है, जबकि ऐलोपैथी के क्षुधावर्धक अनिद्रा, चिड़चिड़ापन इत्यादि समस्या उत्पन्न कर सकते हैं। हमारे आस-पास कुछ ऐसे भोज्य पदार्थ होते हैं, जो प्राकृतिक रूप से हमारी भूख (क्षुधा) को बढ़ाते हैं, जैसे इमली, सूप। इनका प्रयोग करने में कोई हानि भी नहीं है। इनके अतिरिक्त एंजाइम से तैयार कुछ मिश्रण होते हैं, जो क्षुधावर्धक हो सकते हैं। डॉक्टरों पर हमेशा ही बच्चे के लिए एक अच्छा क्षुधावर्धक लिखने का दबाव रहता है। डॉक्टरों के लिए उस समय बड़ी निराशाजनक स्थिति पैदा हो जाती है जब अभिभावक डॉक्टर की सलाह मानने की जगह उनसे बहस करने लगते हैं। किन्हीं विशेष मामलों में ही डॉक्टर क्षुधावर्धक की सलाह देता है जैसे: यदि बच्चे का समुचित विकास न हो रहा हो अथवा वह कुपोषित हो और उसकी भूख खत्म हो गयी हो या बच्चा किसी लंबी बीमारी से पीड़ित रहा हो एवं उसकी भूख खत्म हो गई हो।

अस्वास्थ्यकर भोजन – जंक फूड

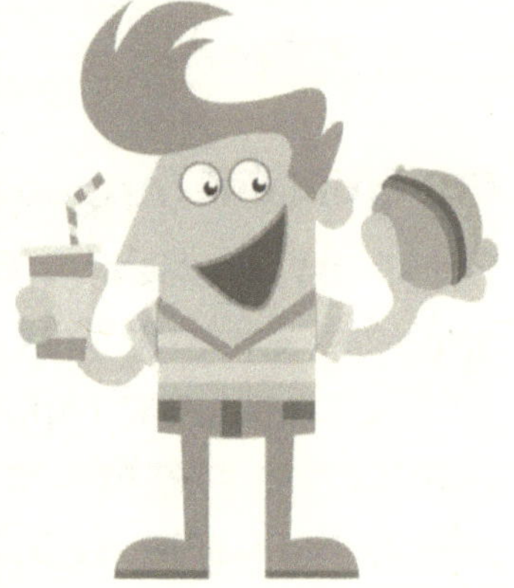

जंक फूड अथवा अस्वाथ्यकर भोजन वह होता है, जिसमें पौष्टिक तत्व कम तथा हानिकारक तत्व जैसे अतिरिक्त कैलोरी, नमक तथा फैट्स/चर्बी अधिक होते हैं। कुछ जंक फूड में तो फाइबर/रेशे, प्रोटीन एवं खनिज लगभग न के बराबर होते हैं। कुछ जंक फूड में संतृप्त वसा के साथ साथ उच्च मात्रा में प्रोटीन होता है, जैसे फ्राइड चिकन।

इसके अलावा भोजन की एक श्रेणी और है जिसे फास्ट फूड के नाम से जाना जाता है। सारे तो नहीं, परन्तु अधिकतर फास्टफूड जंक फूड होते हैं। फास्ट फूड त्वरित भोज्य पदार्थ होते हैं जो आर्डर देने पर शीघ्रता से तैयार कर प्रस्तुत किये जाते हैं। कुछ फास्ट फूड में कैलोरी अत्यधिक मात्रा में होती है, जबकि उनमें पौष्टिक गुणवत्ता बिल्कुल नहीं होती। जबकि कुछ फास्ट फूड, जैसे-सलाद, इनमें कैलोरी कम तथा उच्च पौष्टिक गुणवत्ता होती है।

यदा-कदा जंक फूड लेना चल जाता है, किन्तु बार-बार और अधिक मात्रा में इसका सेवन खतरनाक हो सकता है। मीठे शीतल पेय जैसे - पेप्सी एवं कोक, पिज्जा, व्हाइट ब्रेड, मार्जरिन, पेस्ट्री, कुकीज़ एवं केक, फ्रेंच फ्राइज़, आलू चिप्स, नमकीन, गम, कैंडी, मिठाईयाँ, तले हुए नाश्ते ये सब जंक फूड की श्रेणी में आते हैं। कुछ भोज्य पदार्थ, हैम्बर्गर, पिज्जा तथा टैकोज को पौष्टिक भी माना जाता सकता है तथा जंकफूड भी। यह इस बात से तय किया जाएगा कि उसमें उपयोग की जाने वाली सामग्री क्या है तथा उसके बनाने का तरीका क्या है। कई अत्यधिक प्रसंस्कृत (Processed) खाद्य

पदार्थ, जैसे नाश्ते में खाये जाने वाले रेडीमेड खाने चॉकोज़ भी जंक फूड की श्रेणी में आते हैं।

अब हम बात करते हैं फलों के रस की। बाजार में उपलब्ध अधिकांश डिब्बाबंद फलों के रस वस्तुतः जंक फूड की श्रेणी में आते हैं। ये फलों के एसेंस तथा चीनी के घोल से तैयार किये जाते हैं तथा जिनमें पोषक तत्वों की मात्रा ज्ञात नहीं होती। इनका सेवन नहीं करना चाहिए। अब बात करते हैं ताजे फलों के रस की। हॉलाकि यह सही है कि ताजे रस में कुछ एंटी ऑक्सीडेंट, पोटेशियम, खनिज, विटामिन्स विशेषकर विटामिन सी होता है किन्तु इसकी मिठास चीनी के घोल के समान ही होती है। वास्तविकता तो यही है कि फलों के रस में उतनी ही मिठास (शुगर) होती है जितनी पेप्सी, कोक जैसे शीतल पेय में। अतः फलों का रस न निकाल कर सम्पूर्ण फल छिलके अथवा गूदे सहित खाना चाहिये, क्योंकि उससे अतिरिक्त रेशे (Fiber) भी मिल जायेंगे। कुछ फलों के रस अवश्य ऐसे होते हैं जो अपनी मिठास के बावजूद लाभकारी होते हैं, जैसे अनार का रस एवं ब्लूबैरी का रस। इनका सेवन करें। बहरहाल, फल का रस हमारे मुख्य आहार के सहायक हैं, इसलिये नहीं कि इनसे प्यास बुझाई जाये। बेहतर होगा कि इसकी जगह आप पानी पियें। मुख्य बात यह है कि साबुत ताजे और मौसमी फल खायें, उनका रस न निकालें।

अब तेल की बात करते हैं, हाल ही के वर्षों में यह देखने में आया है कि रिफाइन्ड तेलों के उपभोग में अत्यधिक वृद्धि हुई है, जैसे सोयाबीन तेल, कॉर्न तेल, बिनौले का तेल तथा कनोला का तेल। रिफाइन्ड तेल से जुड़ी कई गंभीर समस्यायें हैं। ऑक्सीडेशन (Oxidation) के मामले में ये अत्यंत संवेदनशील है तथा शरीर में इस प्रक्रिया से संबंधित तनाव पैदा करते हैं। इन्हें कैंसर के खतरे बढ़ाने से जोड़कर भी देखा जाता है। इससे बेहतर है कि नारियल का तेल, सरसों का तेल, ताजा मक्खन, जैतून का तेल या ऐवोकैडो का तेल प्रयोग में लायें। इसके अतिरिक्त विभिन्न प्रकार के योगर्ट भी इस्तेमाल कर सकते हैं।

हमारे शरीर पर जंक फूड के दुष्परिणाम

वजन की समस्या: चूँकि जंकफूड अत्यधिक कैलोरी से युक्त होते हैं अतः इनके सेवन से वजन बढ़ना एक विकट समस्या है। इनमें अतिरिक्त मिठास

एवं चिकनाई होती है जिनकी पौष्टिक गुणवत्ता तो कुछ नहीं होती अलबत्ता कैलोरी बहुत अधिक मात्रा में होती है। एक महानगर में किये गये अध्ययन के अनुसार, उच्च मध्यवर्गीय भारतीय बच्चे वांछित स्वास्थ्य के लिये आवश्यक कैलोरी से कहीं दो गुनी मात्रा का सेवन कर रहे हैं। यह अतिरिक्त कैलोरी वजन बढ़ाने में सहायक होती है तथा बढ़ा हुआ वजन हृदय रोग का कारण बनता है।

मधुमेह (डायबिटीज़) का खतरा: जंक फूड के अधिक सेवन से आपके रक्त में शक्कर की मात्रा बढ़ने लगती है। इससे सामान्य इंसुलिन की प्रतिक्रिया में बदलाव आ जाता है। इस प्रकार बार-बार रक्त में शक्कर बढ़ने से इंसुलिन की प्रतिरोधी क्षमता पर प्रभाव पड़ता है तथा टाइप - 2 डाइबिटीज़ होने की संभावना बन जाती है।

चर्बी (Fat): जंक फूड में ट्रांस फैट सबसे बड़ी समस्या है। ये ट्रांस फैट्स प्रसंस्कृत (Processed) खाद्य पदार्थों में पाये जाते हैं। इनमें कोई पौष्टिक गुणवत्ता नहीं होती। बल्कि ट्रांस फैट्स तथा संतृप्त वसा, जो अधिकतर पशु वसा एवं पनीर में पाये जाते हैं, रक्त में LDL (बुरे कोलेस्ट्रॉल) के स्तर को बढ़ाते हैं, एवं HDL (अच्छे कोलेस्ट्रॉल) का स्तर भी घटा देते हैं, जिस कारण से हृदय रोगों की संभावना बढ़ जाती है। अतः यह सिफारिश की जाती है कि कोई भी ऐसा खाद्य पदार्थ लेने से बचें जिसमें ट्रांस फैट्स एवं संतृप्त वसा हों। ट्रांस फैट्स टाइप-2 डायबिटीज़ के खतरे को भी बढ़ा सकते हैं।

सोडियम: जंक फूड में सोडियम की मात्रा अत्यधिक होती है जिससे हमारे शरीर में सूजन आ सकती है। सोडियम की अधिक मात्रा उच्च रक्त चाप का कारण भी बन सकती है।

श्वसन तंत्र: जंक फूड मोटापे को जन्म देता है, जिससे व्यक्ति को साँस लेने में कठिनाई, घरघराहट एवं थकान महसूस होती है। मोटापा अनिद्रा का कारण भी बन सकता हैं, जिसमें गहरी साँस के अभाव तथा अस्थमा के कारण बार-बार नींद में व्यवधान पड़ता है। थोरेक्स (Thorax) नामक मेडिकल जर्नल में प्रकाशित एक अध्ययन यह बताता है कि जो बच्चे सप्ताह में कम से कम तीन बार जंक फूड खाते हैं, उन्हें अस्थमा तथा राइनाइटिस होने का खतरा बढ़ जाता है।

केन्द्रीय तंत्रिका तंत्र तथा मनोविज्ञान (Central Nervous System): अध्ययनों ने यह भी प्रमाणित किया है कि जो लोग अधिक जंक फूड का सेवन करते हैं, उनमें कम जंक फूड लेने अथवा बिल्कुल न लेने वाले लोगों की अपेक्षा 51% अधिक डिप्रेशन (अवसाद) से पीड़ित होने का खतरा रहता है। जंक फूड आपकी बौद्धिक क्षमता/ क्रियाशीलता तथा स्मृति को भी क्षीण कर सकते हैं।

त्वचा एवं अस्थि: अधिक जंक फूड का सेवन करने वालो को मुहाँसों एवं त्वचा की एलर्जी की समस्या हो सकती है।

दाँत एवं अस्थि: जब आप अत्यधिक कार्बोहाइड्रेट एवं शक्कर से युक्त भोजन करते हैं तो आपके मुँह में अम्ल (Acid) बनने की प्रक्रिया शुरु हो जाती है जिससे दाँतों का इनैमल घुलने लगता है। प्राकृतिक इनैमल को दोबारा प्राप्त नहीं किया जा सकता। तब मुँह में होने वाली समस्याओं से अन्य समस्यायें जन्म लेने लगती हैं। भोजन में अधिक सोडियम ऑस्टियोपोरोसिस का कारण बनता है जिसमें अस्थियाँ पतली हो जाती हैं तथा आसानी से टूट जाती हैं।

कुपोषण: जब आप जंक फूड खाते हैं तब आपको संतुलित एवं पौष्टिक भोजन नहीं मिलता है। परिणामस्वरूप आप कई पोषक तत्वों से वंचित रह जाते हैं। आपमें आयरन अथवा जिंक, कैल्शियम, विटामिन इत्यादि सूक्ष्म तत्वों अथवा प्रोटीन जैसे तत्वों की कमी हो सकती है।जंक फूड खाना और घर में खाना न बनाना आधुनिक जीवन शैली का हिस्सा बन गए हैं। अगर स्वस्थ जीवन जीना है तो घर में बने खाने खाएं

कुपोषण

कुपोषण वह स्थिति है जिसमें व्यक्ति के भोजन में या तो पौष्टिक तत्वों का अभाव हो अथवा वे आवश्यकता से अधिक हों, जिसके कारण स्वास्थ्य संबंधी समस्यायें उत्पन्न होती हैं। कुपोषण विभिन्न तत्वों का हो सकता है अथवा सभी का एक साथ हो सकता है। जब पौष्टिक तत्वों की कमी होती है तब उसे अल्प पोषण कहते हैं, परन्तु जब पौष्टिक तत्वों की अधिकता होती है तो उसे 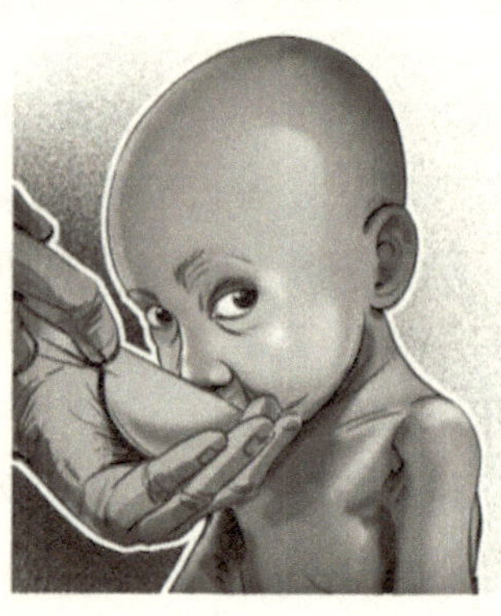 अतिपोषण कहते हैं। हमारे देश भारत में अति पोषण की अपेक्षा कुपोषण अधिक पाया जाता है। परन्तु बदलते समय के साथ यह परिदृश्य तेजी से बदल रहा है तथा अति पोषण एवं मोटापे के मामले चौंकाने वाली दर से बढ़ रहे हैं।

कुपोषण (अल्प पोषण) के कारण:

- गरीबी, भोजन का गलत चुनाव, कैलोरी, प्रोटीन एवं सूक्ष्म पौष्टिक तत्वों से रहित भोजन।

- शिशु को स्तनपान न कराया जाना अथवा अपर्याप्त कराया जाना।

- पुराना या बार बार होने वाला आंत्रशोध (Gastroenteritis) या पुरानी एवं लम्बी चलने वाली बीमारियाँ।

- साफ-सफाई का अभाव भी इस समस्या का कारण बन सकता है।

- यदि बच्चे संतुलित आहार न लेकर एक ही प्रकार का भोजन लगातार लेते रहेंगे तो भी आपको सभी प्रकार के पोषक तत्व नहीं मिलेंगे।

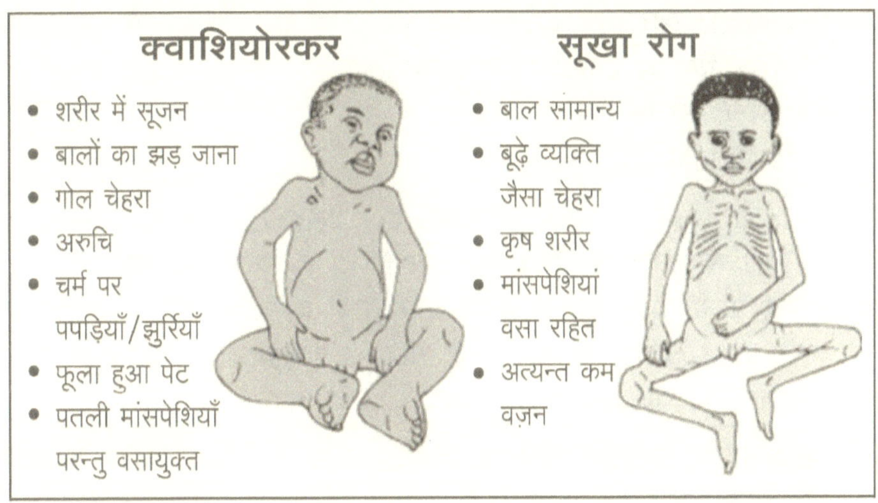

कुपोषण के प्रकार

प्रोटीन का कुपोषण: शरीर में प्रोटीन की अपर्याप्त मात्रा से यह होता है। शरीर में सूजन, शरीर का क्षय, लिवर बढ़ना, खाने के प्रति अरुचि, पेट बढ़ा होना, त्वचा एवं बालों का रंग फीका पड़ना आदि इसके प्रमुख लक्षण हैं।

शारीरिक क्षय: शरीर का अत्यधिक क्षीण होना, त्वचा के नीचे की वसा कम होना, चिड़चिड़ापन, शरीर पर झुर्रियाँ पड़ जाना, खाने के प्रति अरुचि एवं लम्बे समय तक चलने वाले दस्त इसके प्रमुख लक्षण है।

सूक्ष्म पोषक तत्वों की कमी:

सूक्ष्म पोषक तत्वों की कमी से भी विभिन्न रोग हो सकते हैं, जैसे आयरन की कमी से एनीमिया, विटामिन डी की कमी से रिकेट्स, विटामिन सी की कमी से स्कर्वी इत्यादि।

कुपोषण के हानिकारक प्रभाव:

- कुपोषण के कुप्रभाव गर्भ से ही प्रारम्भ हो जाते हैं। यदि गर्भवती स्त्री कुपोषण का शिकार होती है तो शिशु पर इसके दीर्घकालिक एवं स्थायी दुष्प्रभाव पड़ते हैं। यदि गर्भावस्था के दौरान अथवा 2 वर्ष तक के शिशु को कुपोषण की समस्या होती है, तो इसके परिणामस्वरूप रक्ताल्पता

(anemia), शिशु का वजन कम होना, बौद्धिक क्षमता में कमी एवं शारीरिक विकास रुकना जैसी समस्याओं का सामना करना पड़ता है। ऐसे बच्चों का विकास देर से होता है तथा वे विद्यालयीन गतिविधियों में पिछड़े रहते हैं।

➤ मांसपेशियों के परिष्कृत संचालन एवं वस्तुओं के संज्ञान (पहचान) संबंधित मस्तिष्क का विकास धीमा होना, विद्यालय के कार्य ठीक से न कर पाना, याददाश्त में कमी, सीखने में कमी, सामाजिक कौशल में कमी, भाषा-विकास में कमी तथा समस्या सुलझाने की दक्षता में कमी इत्यादि मस्तिष्क संबंधी समस्यायें।

➤ इसके कारण शारीरिक विकास प्रभावित होता है जिसके कारण लम्बाई तथा वजन कम रह जाता है।

➤ इससे शरीर की प्रतिरोधी क्षमता पर दुष्प्रभाव पड़ता है जिससे दस्त रोग, निमोनिया, त्वचा इत्यादि के संक्रमण बार बार होते हैं।

कुपोषण का इलाज:

जैसे ही कुपोषण का पता चले, इसका इलाज शीघ्रता से आरम्भ कर देना चाहिये। इसके अतिरिक्त भी यदि कोई बीमारी हो तो उसका भी उपचार आवश्यक होगा। यदि कुपोषण कम मात्रा में है तो उसका उपचार घर पर ही किसी आहार विशेषज्ञ के दिशा निर्देश पर किया जा सकता है। गम्भीर मामले में अस्पताल में भर्ती होने की आवश्यकता होती है। उपचार के लिए सामान्यतः ये कदम उठाये जाते हैं:

➢ शरीर का वजन एवं ताकत बढ़ाने के लिए पौष्टिक भोजन लेने की सलाह।

➢ ऐसे बच्चों को प्रोटीन से भरपूर, अतिरिक्त ऊर्जा (कैलोरी) युक्त आहार दिया जाता है। विटामिन तथा सूक्ष्म पोषक तत्व भी उपलब्ध कराये जाते हैं।

➢ भोजन के लिए स्थानीय डे केयर सेन्टर की व्यवस्था

➢ आहार विशेषज्ञ की सलाह से ऐसा आहार तैयार करना जो पौष्टिक भी हो तथा रूचिकर भी हो।

- यदि सामान्य रूप से बच्चों को आहार खिलाने में समस्या आ रही हो तो चिकित्सक की सलाह से शिशु/बच्चे को खिलाने के लिए विशिष्ट उपकरणों एवं बर्तनों का प्रयोग किया जा सकता है।

- कुपोषण के गम्भीर मामलों में अस्पताल में भर्ती कराना आवश्यक है। कभी-कभी यह आवश्यक हो जाता है कि नली के द्वारा भोजन सीधे शिशु के पेट तक पहुँचाया जाये या ड्रिप के द्वारा पोषक तत्व सीधे उसकी नसों में दिये जायें।

- गम्भीर मामलों में कुपोषण से जुड़ी हुई अन्य समस्यायें जैसे हाइपोग्लाइसीमिया, हाइपोथर्मिया, डिहाइड्रेशन, इलेक्ट्रोलाइट असंतुलन, संक्रमण तथा घाव में सड़न, सूक्ष्म पौष्टिक तत्वों की कमी इत्यादि सामने आती है।

आपका स्वस्थ दिखने वाला बच्चा भी कुपोषण का शिकार हो सकता है:

शहर में रहने वाले, आर्थिक रूप से सुदृढ़ माता-पिता उस समय बड़े आश्चर्यचकित होते हैं जब वे नियमित चेकअप के लिए अपने बच्चे को डॉक्टर के पास लेकर जाते हैं तथा डॉक्टर उन्हें बताता है कि उनका गोल-मटोल दिखने वाला बच्चा किसी खास पौष्टिक तत्व की कमी का शिकार है जो उसके स्वास्थ्य के लिए अत्यन्त आवश्यक है।

इस परिस्थिति को अदृश्य भूख के नाम से जाना जाता है। ऐसे मामले में बच्चे को पेट में भूख का अहसास नहीं होता किन्तु शरीर में विभिन्न पोषक तत्वों की कमी होती है जो बच्चे की शारीरिक एवं मानसिक विकास के लिए आवश्यक है। यह समस्या तब से ज्यादा शुरू हुई है जबसे जगह-जगह फास्टफूड की दुकानें खुल गयी हैं। फास्टफूड अत्यधिक प्रसंस्कृत (प्रोसेस्ड) एवं अधिक कैलोरी से युक्त होते हैं किन्तु इनमें विटामिन, खनिज इत्यादि सूक्ष्म पौष्टिक तत्वों की कमी होती है, जिनकी शरीर को आवश्यकता होती है। हो सकता है कि आपके बच्चे खाते तो अच्छी खासी मात्रा में हों किन्तु जो खा रहें हैं वह पौष्टिक न हो। यही कारण है कि उनके शरीर में विटामिन, आयरन और कैल्शियम जैसे सूक्ष्म तत्वों की कमी और उससे संबंधित रोग उत्पन्न हो जाते हों।

मोटापा/अति-पोषण

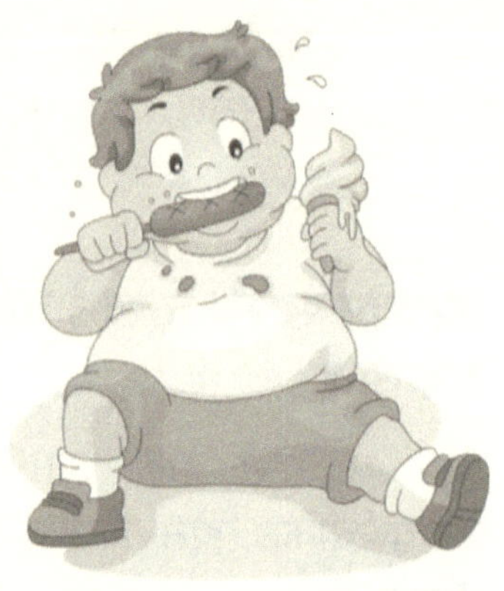

अति पोषण वह स्थिति है जिसमें व्यक्ति पोषक तत्वों का विशेषकर कैलोरी का आवश्यकता से अधिक उपभोग करता है, परिणामस्वरूप मोटापे तथा अन्य समस्याओं से पीड़ित हो जाता है। मोटापा ऐसी वैश्विक समस्या बन गई है, जो तेजी से अपने पाँव पसार रही है। सम्पन्नता बढ़ने के साथ प्रचुर मात्रा में पोषण रहित खाद्य पदार्थ भी लोगों की पहुँच में हैं; इसके अतिरिक्त जीवन चर्या इस प्रकार की हो गई है कि खाना आवश्यकता से अधिक तथा शारीरिक श्रम कम या न के बराबर होता है। येल यूनिवर्सिटी के मनोवैज्ञानिक, कैली ब्राइनेल इसे 'विषाक्त भोजन परिवेश' कहते हैं जहाँ वसा, शक्कर तथा उच्च कैलोरी के खाद्य पदार्थों ने हमारी भोजन-थाली में प्रमुख स्थान ले लिया है।

मोटापा तथा सूक्ष्म पोषक तत्वों की कमी:

भले ही आपके बच्चे का वजन सामान्य अथवा सामान्य से अधिक हो, फिर भी वह पोषक तत्वों की कमी का शिकार हो सकता है। मोटापे से संबंधित सूक्ष्म पोषक तत्वों की कमी के अन्तर्गत विटामिन्स ए, बी1, बी2, बी3, बी6, बी12, सी, डी, ई, के तथा कैल्शियम, क्रोमियम, आयोडीन, आयरन, मैग्नीशियम, सेलेनियम, जिंक, ओमेगा-3, अल्फा-लिपॉइडस, कुछ प्रोटीन्स, इत्यादि आते हैं।

मोटापे से संबंधित स्वास्थ्य समस्यायें:

- डिस्लिपिडेमिया (रक्त में वसा का गलत अनुपात)
- डायबिटीज (मधुमेह)
- उच्च रक्त चाप (Hypertension)
- अनिद्रा
- अस्थमा
- लिवर में वसा (फैट) एकत्रित होना
- मोटापे से ग्रस्त 10% किशोरवय बच्चों के लिवर फंक्शन टेस्ट बिगड़े हुए आते हैं।
- पित्ताशय की थैली में पथरी
- घुटनों की समस्या
- ब्लाउण्ट रोग, पैरों में घुमाव आना
- पिण्डलियों का आकार बिगड़ना
- अस्थियों से संबंधित समस्यायें होना
- थाइरॉइड की समस्या, प्रजनन अंगों में समस्या तथा हॉर्मोन का अनुपात बिगड़ना
- अनियमित मासिक धर्म, ओवरी में गाँठ बनना, रजस्राव अनियमित होना या न होना, अकैन्थोसिस निगरिकन्स (त्वचा रोग), ज्यादा बालों का उगना
- मनोरोग समस्यायें, किसी समस्या को मापने में कठिनाई, गाली गलौज, हीन-भावना, भेदभाव, अवसाद (डिप्रेशन)
- प्रजनन क्षमता की कमी

बॉडी मास इन्डेक्स (बीएमआई):

बीएमआई वह गणना है जिसमें व्यक्ति की माँसपेशियों, वसा एवं अस्थियों की संयुक्त मात्रा ज्ञात की जाती है; एवं उसके आधार पर यह सुनिश्चित किया जा सकता है कि अमुक व्यक्ति का वजन कम है, सामान्य है, अधिक

है अथवा वह व्यक्ति मोटापे का शिकार है। यह व्यक्ति के वजन एवं लम्बाई के आधार पर ज्ञात किया जाता है और इसे व्यक्त करने की सार्वभौमिक इकाई है = कि.ग्रा./मी.2 (वजन/ऊँचाई)

Weight Categories	BMI (Kg/m^2)
Underweight	< 18.5
Healthy Weight	18.5 - 24.9
Overweight	25 - 29.9
Obese	30 - 34.9
Severely Obese	35 - 39.9
Morbidly Obese	$\geq$ 40

बच्चों में बीएमआई:

बच्चों के लिए बीएमआई विभिन्न तरीकों से प्रयुक्त होती है। गणना करने का तरीका वही है जो व्यस्कों के लिए होता है, किन्तु समान आयु के अन्य बच्चों के कुछ खास गुणों से इसका तुलनात्मक अध्ययन किया जाता है। कम वजन अथवा अधिक वजन वाले बच्चों के लिए निश्चित मूल्यों/गुणों की तुलना करने के बजाय, बी.एम.आई. का समान लिंग एवं आयु के बच्चों की पर्सेन्टाइल के आधार पर तुलनात्मक अध्ययन किया जाता है। पाँचवें पर्सेंटाइल से कम बीएमआई वाला बच्चा कम वजन का तथा 95वें पर्सेंटाइल से अधिक वाला मोटापे (ओबेसिटी) का शिकार माना जाता है। 85वें एवं 95वें के बीच पर्सेंटाइल वाला बच्चा अधिक वजन (ओवरवेट) माना जाता है। ब्रिटेन द्वारा हाल ही में किए गए लैंगिक आधार पर किये गये एक अध्ययन के अनुसार 12-16 वर्ष की आयु में लड़कियों का बीएमआई लड़कों की अपेक्षा औसतन 1.0 किग्रा./मी.2 अधिक होता है।

शरीर में वसा का प्रतिशत (बॉडी फैट इंडैक्स या BFP):

शरीर की कुल वसा को कुल बॉडी मास से विभाजित करने पर BFP ज्ञात किया जा सकता है। हमारे शरीर की वसा में आवश्यक शारीरिक वसा तथा संग्रहित वसा सम्मिलित होती है। आवश्यक शारीरिक वसा वह है जो शरीर को बनाये

रखने तथा प्रजनन क्रिया में काम आती है। गर्भावस्था की आवश्यकताओं तथा अन्य हारमोन से संबंधित क्रियाओं के कारण महिलाओं में पुरूषों की अपेक्षा आवश्यक शारीरिक वसा अधिक होती है। पुरुषों में यह वसा 2-5% होती है जबकि स्त्रियों में 10-13% होती है। संग्रहित वसा वह होती है जो शरीर के ऊतकों में जमी में जमी रहती है। इनका कार्य है वक्ष तथा उदर में स्थित आंतरिक अंगों को किसी भी प्रकार की हानि से बचाना।

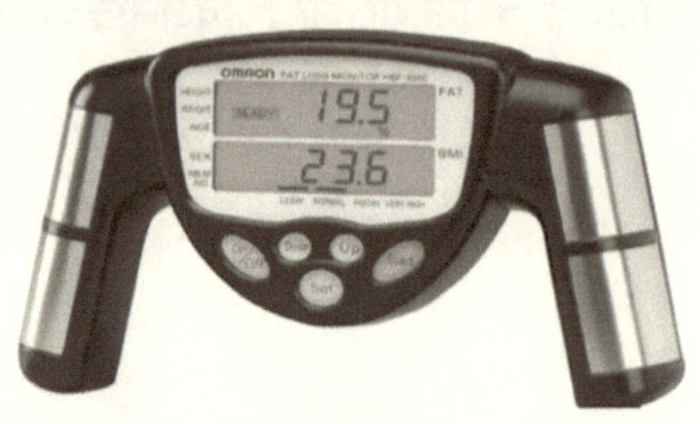
Body Fat & BMI Measuring Machine

शरीर में वसा के प्रतिशत (BFP) का माप यह बताता है कि अमुक व्यक्ति के स्वास्थ्य का स्तर क्या है? इसमें व्यक्ति की लम्बाई एवं वजन का कोई लेना-देना नहीं है, इसे सीधे मापा जा सकता है।

शरीर वसा सूचकांक (बॉडी फैट पर्सेंटेज - BFP)

Description	Women	Men
Athletes	14–20%	6–12%
Fitness	21–24%	13-16%
Average	25–30%	17-21%
Overweight	31-39%	22-29%
Obese	40%+	30%+

बॉडी फैट परसेंटेज (शारीरिक वसा सूचकांक) दर्जा पुरुष महिला खिलाडी फिट व्यक्ति औसत ज़्यादा वजन मोटापा

शरीर में वसा के प्रतिशत (BFP) का माप यह बताता है कि अमुक व्यक्ति के स्वास्थ्य का स्तर क्या है? इसमें व्यक्ति की लम्बाई एवं वजन का कोई लेना-देना नहीं है, इसे सीधे मापा जा सकता है।

बॉडी मास इण्डेक्स बनाम बॉडी फैट पर्सेंटेज (BMI vs BFP):

यद्यपि बीएमआई बहुत प्रचलित है किन्तु शारीरिक वसा अथवा स्वास्थ्य को मापने के लिए बहुत सटीक नहीं है। यह आयु तथा लिंग पर गौर नहीं करता। समान BMI वाले स्त्री एवं पुरुष में स्त्री की शारीरिक वसा पुरुष से अधिक होती है। समान BMI वाले वृद्ध तथा युवक के बीच वृद्ध की शारीरिक वसा युवक की अपेक्षा अधिक होती है। इसके अलावा मापने की प्रक्रिया यह सुनिश्चित नहीं कर सकती कि शरीर में किस स्थान पर वसा स्थित है।

रिसर्च में पाया गया है कि पेट में जमी वसा, अन्य अंगों में त्वचा के नीचे जमी हुई सतही वसा की अपेक्षा हानिकारक एवं खतरनाक है। बहरहाल, आमतौर पर यदि आप BMI के अनुसार मोटापाग्रस्त हैं, तो बहुत संभव है कि बॉडी फैट पर्सेंटेज (BFP) के अनुसार भी आप मोटापाग्रस्त होंगे।

बच्चे को मोटापे से किस प्रकार बचा सकते हैं?

↗ शिशु को अधिक से अधिक स्तनपान करवायें। प्रयास करें कि गाय का दूध अथवा डिब्बा बंद दूध न दें। यह प्रमाणित तथ्य है कि बाहरी दूध की अपेक्षा माँ के दूध पर पले हुए बच्चों का शारीरिक गठन बाहरी दूध पर पले हुये बच्चों की अपेक्षा अधिक स्वस्थ एवं चुस्त-दुरस्त होता है।

↗ अधिक कैलोरी वाले जंक फूड से बचें। जंक फूड हमारी आम दिनचर्या में बड़ी तेजी से शामिल होता जा रहा है तथा यह मोटापे का प्रमुख कारण है।

↗ बच्चों को सक्रिय जीवनशैली के प्रति प्रोत्साहित करें तथा खेलने के लिए प्रेरित करें। टी.वी., मीडिया, कम्प्यूटर तथा मोबाइल के अत्यधिक प्रयोग से बचायें।

↗ बच्चे की भूख का सम्मान करें। एक बार एक माँ यह शिकायत लेकर आयी कि, "मेरा बच्चा खाने के समय बहुत तंग करता है, मैं जो भी परोसती हूँ उसके खाने से मना कर देता है।" मैं मुस्कुराया और बोला, "मैडम, वह आपको तंग नहीं कर रहा, बल्कि आप उसे तंग कर रहीं हैं।" वह मेरी बात सुनकर आश्चर्य में पड़ गयी, किन्तु बाद में मेरी बात से सहमत हो गयी। वह दिन दूर नहीं जब बच्चे बड़े होकर अपने मोटापे का दोष अपने माता-पिता पर मढ़ने लगेंगे।

↗ आपके बच्चे का आहार पौष्टिक एवं संतुलित होना चाहिए, जिसमें सलाद, फल एवं सब्जियाँ अधिकाधिक हों तथा शक्कर और वसा कम से कम मात्रा में हों।

↗ बच्चे को ठीक से खाने अथवा आपके मन के किसी अन्य कार्य को करने के एवज में चॉकलेट या अन्य चीजों का लालच न दें।

↗ यदि आप बच्चे (दो वर्ष से बड़े) को भैंस का दूध दे रहे हैं, जो भारत में सामान्य रूप से प्रचलित है, तो मलाई निकाल कर दें, फुल क्रीम दूध न दें।

फ़ूड पॉइज़निंग एवं फ़ूड एलर्जी

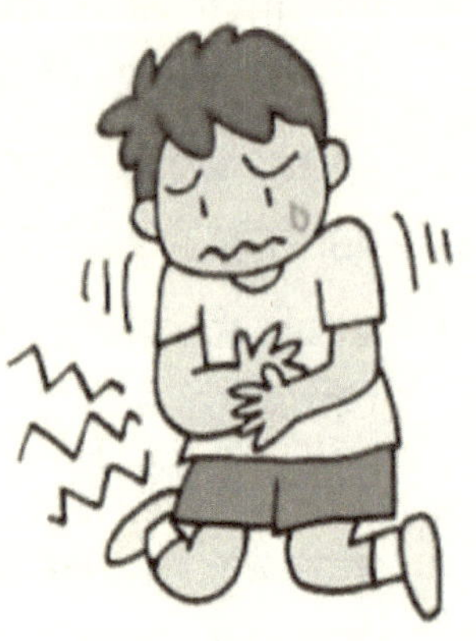

कीटाणुओं द्वारा दूषित भोजन को ग्रहण करने से जब पेट खराब होता है, तो उसे फ़ूड पॉइज़निंग कहते हैं। यह किन्हीं अन्य कारणों से भी हो सकता है। आमतौर पर यह ज्यादा गम्भीर नहीं होता है तथा लोग बिना किसी उपचार के कुछ ही दिनों में ठीक भी हो जाते हैं। भोजन को दूषित करने वाले सामान्य रोगाणु हैं - साल्मोनेला (Salmonella), ई. कॉलाई (E. Coli), क्लॉस्ट्रीडियम परफ्रिनजेन्स (Clostridium Prefringers), नॉरो वायरस आदि।

भोजन किस प्रकार दूषित होता है?

भोज्य पदार्थ पैदावार के समय, प्रसंस्करण के लिए या पकाते समय, भी दूषित हो सकता है। उदाहरण के लिये भोजन निम्न प्रकार से दूषित हो सकता है-

- ➤ यदि इसे ठीक से पकाया न जाये, विशेषकर सामिष भोजन इत्यादि।
- ➤ जिन खाद्य पदार्थों को -50 से. तक ठंडा रखने की आवश्यकता है, यदि उनका उचित प्रकार से भण्डारण न किया जाये।
- ➤ पके हुये भोजन को लम्बे समय तक गर्मी में रखना।
- ➤ पहले से पके हुए भोजन को खाने से पहले अच्छी तरह से से गरम न करना।

> किसी रोगी व्यक्ति के द्वारा अथवा गंदे हाथों से भोजन को छूना।

> "एक्सपायरी डेट' के बाद भी खाद्य पदार्थों का सेवन करना।

उचित रखरखाव तथा भण्डारण के अभाव में एवं ठीक से न पकाये जाने के कारण शीघ्र दूषित होने वाले भोज्य पदार्थों के अन्तर्गत निम्न पदार्थ आते हैं-

> कच्चा मांस, चिकन, मछली इत्यादि

> कच्चे अंडे

> अपाश्चुरीकृत दूध

> पैक्ड तैयार भोजन जैसे पनीर तथा सैंडविच

फ़ूड पॉइज़निंग (Food Poisoning) के लक्षण:

दूषित भोजन खाने (Food Poisoning) का असर कुछ घंटों से लेकर कुछ दिनों के भीतर सामने आ जाता है। अधिकतर ये लक्षण एक से अधिक लोगों में एक साथ ही दिखाई देते हैं। इसके मुख्य लक्षणों में जी मचलाना, वमन (उल्टी), आँव, खूनी दस्त, पेट में मरोड़ एवं दर्द सम्मिलित हैं। इसके अतिरिक्त ऊर्जा का ह्रास, कमजोरी, भूख न लगना, बुखार, मांस पेशियों में दर्द तथा ठंड लगना भी इसके लक्षण है। कुछ मामलों में यह गंभीर प्रकार की हो सकती है, जिसमें न्यूरोलॉजिकल लक्षण भी सामने आ सकते हैं। अधिकतर मामलों में ये लक्षण कुछ ही दिनों में समाप्त हो जाते हैं और पूरी तरह से ठीक हो जाते हैं।

घर पर क्या करना चाहिए?

▲ दूषित भोजन का प्रभाव होने पर कुछ लोग बिना कोई खास इलाज लिये घर पर ही ठीक हो जाते हैं यद्यपि कई बार ऐसी स्थितियाँ भी बन जाती हैं कि आपको डॉक्टर की सलाह लेनी ही पड़ती है।

▲ ऐसी स्थिति में अधिक से अधिक विश्राम करें, पेय पदार्थ लें और शरीर में पानी की कमी होने से बचें। लेकिन सिर्फ सादा पानी न पियें। जितना हो सके ORS (Oral Rehydration Solution) का घोल पियें। सादे पानी में उतने लवण नहीं होते जो उल्टी-दस्त के कारण शरीर

में हुई लवण की क्षति को पूरा कर सकें। ओ.आर.एस. की सिफारिश विशेषकर अति संवेदनशील लोगों के लिए की जाती है, जैसें: शिशु, बच्चो, अत्यधिक वृद्ध या अन्य स्वास्थ्य समस्याओं से ग्रसित लोग।

➤ जब आपको खाने की इच्छा हो तभी खायें, थोड़ी मात्रा में खायें एवं हल्का और मुलायम भोजन लें, जैसे खिचड़ी, दलिया, चावल, केला, सेब, संतरे का रस इत्यादि। ऐसा भोजन आप तब तक लें, जब तक आप ठीक न हो जायें।

डॉक्टर की सलाह कब लें?

➤ जब लक्षण अधिक गंभीर हो। उदाहरण के लिए, लगातार उल्टियाँ होने के कारण शरीर में पानी की कमी हो रही हो।

➤ शुरुआती कुछ घंटों के बाद आपके लक्षणों में कोई सुधार न आ रहा हो।

➤ शरीर में पानी की कमी के गंभीर लक्षण दिखने लगें, जिसे डीहाइड्रेशन कहते हैं, जैसे भ्रम होना, दिल की धड़कन बढ़ना, आँखें धँस जाना तथा मूत्र त्याग बहुत कम होना या न होना।

➤ यदि आप गर्भवती हों।

➤ यदि आप की आयु 60 वर्ष से ऊपर हो।

➤ यदि आपको लगे कि आपके शिशु को फूड पॉइज़निंग हो गई है।

➤ यदि आप किसी लम्बी बीमारी से पीड़ित है। जैसे आँतों की समस्या, हृदय की वॉल्व की समस्या, डाइबिटीज़ या किडनी की समस्या।

➤ यदि आपकी प्रतिरोधी क्षमता कम है, आपका कैंसर अथवा एचआईवी का इलाज चल रहा हो।

इस स्थिति में आपका डॉक्टर स्टूल (मल) टेस्ट के लिये कह सकता है तथा एंटीबायोटिक दवायें दे सकता है; या आपका बच्चा बहुत छोटा है तो अस्पताल में भर्ती होने को कह सकता है।

खाद्य पदार्थों से प्रतिक्रिया (Food Allergy)

खाद्य पदार्थ से एलर्जी या फूड एलर्जी खाद्य विषाक्तता (Food poisoning) से भिन्न है, इसमें संक्रमण नहीं होता वरन् शरीर का प्रतिरोधी तंत्र काम

करता है। यूएसए के सेन्टर फॉर डिज़ीज़ कन्ट्रोल एण्ड प्रिवेन्शन के अनुसार फ़ूड एलर्जी से प्रभावित बच्चों का प्रतिशत 4-6 तथा वयस्कों का प्रतिशत 4 है। भारत में फ़ूड एलर्जी पर ऐसा कोई डाटा उपलब्ध नहीं है। फ़ूड एलर्जी के लक्षण बच्चों में बड़ी सामान्य बात है, लेकिन ये किसी भी उम्र में दिख सकता हैं। किसी व्यक्ति में ऐसे खाद्य पदार्थ से भी एलर्जी हो सकती है, जिसे वह लम्बे समय से लेता रहा हो और उसे पहले कोई समस्या नहीं हुई हो. एलर्जी आमतौर पर आनुवांशिक होती है यद्यपि इसकी उग्रता एक दूसरे से अलग अलग हो सकती है।

एलर्जी करने वाले सामान्य खाद्य पदार्थ:

यद्यपि कोई भी खाद्य पदार्थ विपरीत प्रतिक्रिया कर सकता है, तथापि नीचे लिखे आठ प्रकार के खाद्य पदार्थ एलर्जी के लिए 90% तक जिम्मेवार हैं।

- अण्डा
- दूध
- मूँगफली
- पेड़ों से प्राप्त होने वाले मेवे, जैसे काजू, बादाम
- मछली
- शेलफिश
- गेंहूँ
- सोयाबीन
- तिल एवं राई जैसे बीज

फ़ूड एलर्जी के लक्षण:

एलर्जी की प्रतिक्रिया त्वचा, हृदय तथा रक्त-वाहिकाओं, पेट एवं आंत तथा श्वसन तंत्र पर हो सकती है। अधिकांशतः भोजन पदार्थों से एलर्जी के लक्षण खाने के 2-3 घंटों के भीतर दिखने शुरू हो जाते हैं। कुछ दुर्लभ मामलों में यह समय 4-6 घंटे या इससे अधिक हो सकता है। लक्षण निम्न में से एक या एक से अधिक प्रकार से सामने आते है।

- वमन (उल्टी) अथवा पेट दर्द
- त्वचा पर खुजली के साथ फुंसियाँ
- सांस लेने में तकलीफ होना
- गले में घरघराहट
- लगातार खांसी आना
- आघात अथवा रक्त संचार में व्यवधान
- गले में तनाव, रुखापन
- निगलने में कठिनाई
- जीभ में सूजन
- नाड़ी का स्पंदन धीमा पड़ना
- त्वचा का नीला या पीला पड़ जाना
- चक्कर आना, बेहोश होना।

कुछ मामलों में एलर्जी अत्यधिक बढ़ सकती है तथा जीवन के लिए घातक हो सकती है. इसमें सांस लेने में अत्यधिक कठिनाई हो सकती है, लिहाजा मरीज की कुछ ही समय में मृत्यु भी हो सकती है।

फूड एलर्जी की पहचान:

आपका डॉक्टर स्किन टेस्ट और ब्लड टेस्ट की सलाह दे सकता है, जो इस बात को तय करेगा कि आपके शरीर में उस खाद्य पदार्थ विशेष से संबंधित एंटीबॉडीज़ हैं अथवा नहीं। स्किन-प्रिक (त्वचा पर चुभोकर किया जाने वाला परीक्षण) का परिणाम 20 मिनट में आ जाता है।

रक्त परीक्षण के द्वारा विभिन्न खाद्य पदार्थों का परीक्षण करते समय उनके प्रति शरीर में उपस्थित IGG एंटीबॉडी को मापा जाता है। इसके परिणाम लगभग एक सप्ताह की अवधि में उपलब्ध हो जाते हैं।

आपका डॉक्टर इन परीक्षणों की सहायता से रोग की पहचान करता है। यदि परिणाम पॉज़िटिव हैं तो इसका ये मतलब बिल्कुल नहीं है कि आपको एलर्जी हो ही, यद्यपि निगेटिव परिणाम से यह अवश्य सुनिश्चित हो जाता है कि एलर्जी नहीं है।

कुछ मामलों में, आपका डॉक्टर मौखिक भोजन चुनौती दे सकता है जो फूड एलर्जी को पहचानने का सबसे सटीक तरीका है। चूँकि इस तरह के परीक्षण में गम्भीर प्रतिक्रिया होने की संभावना रहती है। अतः इस प्रकार का परीक्षण डॉक्टर की देखरेख में ऐसे अस्पताल में करवाना चाहिये जो सभी प्रकार के उपकरणों से सुसज्जित हों।

प्रबंधन एवं उपचार:

फूड एलर्जी को नियंत्रित करने का अहम तरीका यह है कि आपके बच्चे के लिये एलर्जी करने वाले भोजन से बचा जाये। जब भी आप डिब्बा बंद खाद्य पदार्थ लें तो उसमें प्रयोग होने वाली सामग्री अवश्य जाँच लें। आपको यह जानने की भी आवश्यकता है कि जिस नाम से उस खाद्य सामग्री/सामग्रियों को जानते हैं कहीं वह दूसरे नाम से तो नहीं लिखी है। अमेरिका में फूड एलर्जी लेबलिंग एण्ड कन्ज़्यूमर प्रोटेक्शन एक्ट, 004 (FALCPA) के तहत डिब्बा बंद खाद्य पदार्थ बनाने वाले निर्माताओं को अपने उत्पाद में प्रयुक्त होने वाले इन आठ - दूध, अण्डा, गेंहूँ, सोया, मूँगफली, पेड़ों से प्राप्त मेवे, मछली एवं शैल फिश - आम एलर्जी करने वाले तत्त्वों के बारे में सामान्य एवं स्पष्ट भाषा में उल्लेख करना आवश्यक है।उल्लेख करना तब भी आवश्यक है भले ही उनका प्रयोग नगण्य मात्रा में किया गया हो।

एलर्जी करने वाली वस्तुओं से बचना कहने में आसान है, किन्तु करने में कठिन है। कुछ खाद्य पदार्थ इतने आम/प्रचलित होते हैं कि उनसे बचना भी एक पेचीदा काम है। एक आहार विशेषज्ञ इसमें आप की सहायता कर सकता है। वे आपको इस बात से भी आश्वस्त कर देंगे कि भले ही आपने अमुक खाद्य पदार्थ एलर्जी के कारण छोड़ दिया हो, फिर भी आपको मिलने वाले पोषक तत्व आपकी शारीरिक आवश्यकता के अनुसार पर्याप्त हैं। कुछ विशिष्ट पाक कला से संबंधित पुस्तकें तथा सहायता समूह भी होते हैं जो व्यक्ति को किसी खास एलर्जी से संबंधित दिशा निर्देश एवं सूचनायें प्रदान करते हैं।

बाहर खाना:

जब कभी आप बाहर रेस्त्रां में खाने जायें तो आपको और अधिक सावधान रहने की आवश्यकता है। वहाँ के वेटर और कुकिंग स्टाफ को कई बार ये

जानकारी नहीं होती कि किस खाद्य पदार्थ में कौन-कौन सी सामग्री होती हैं। यदि आप ज़्यादा संवेदनशील हैं तो संभव है कि रेस्त्रां में घुसते ही या उसकी रसोई में घुसते ही आप पर एलर्जिक प्रतिक्रिया होने लगे। हमेशा वेटर को अपनी एलर्जी के बारे में बतायें यदि उससे संतुष्ट न हों तो शेफ को बतायें। जो भी व्यंजन आप आर्डर कर रहे हैं, उसमें पड़ने वाली सामग्रियों की चर्चा स्टाफ से करें।

घातक (जानलेवा) एलर्जी (Anaphylaxis)

खाद्य पदार्थों से एलर्जी, घातक (जानलेवा) एलर्जी का मुख्य कारण है. घातक एलर्जी में आपको आवश्यक है कि डॉक्टरी सहायता तुरंत मिले। हो सकता है आपको तीव्र एलर्जी में उसे नियंत्रित करने के लिए आपके आसपास कोई अस्पताल भी न हो अतः आपको घातक (जानलेवा) प्रतिक्रिया के प्रति काफी सावधान रहने की आवश्यकता है. घातक एलर्जी (Anaphylaxix) आपके श्वसन तंत्र पर असर डाल सकती है। ठीक प्रकार से सांस न ले पाने के कारण आपका रक्तचाप अचानक बड़ी तेजी से गिर सकता है। ऐसी स्थिति में सबसे पहले दी जाने वाली दवा है एपिनेफ्रिन, क्योंकि घातक एलर्जी करने वाला पदार्थ आपके शरीर में रसायनों की बाढ़ सी ला देता है जिससे आपके शरीर को गहरा आघात पहुँचता है। घातक एलर्जी कारक तत्व के सम्पर्क में आते ही कुछ ही सेकण्ड अथवा मिनट में सक्रिय हो जाती है, बड़ी ही तीव्रता से स्थिति बिगड़ती है एवं जीवन के लिए घातक भी हो सकती है। एक बार आपकी खाद्य पदार्थ से होने वाली एलर्जी पहचान में आने पर एलर्जी विशेषज्ञ आपको एपिनेफ्रिन इंजेक्शन लिख देगा जिसे स्वयं लगाया जा सकता है तथा उसके प्रयोग की विधि भी बता देगा। आपको ये सारी दवाईयाँ तथा उपचार डॉक्टर से लिखित में प्राप्त करना चाहिए। एपिनेफ्रिन की जीवन अवधि कम होती है। अतः उसकी अंतिम तिथि अवश्य देख लेना चाहिये। जिसे भी फूड एलर्जी हो उसे ये इंजेक्शन हमेशा अपने पास रखना चाहिए।

ध्यान रहे कि आपके पास कम से कम दो खुराक अवश्य हों, क्योंकि 20% लोगों में घातक एलर्जी की पुनरावृत्ति हो सकती है। ऐसा कोई तरीका नहीं है जिसमें पूर्वानुमान के द्वारा यह बताया जा सके कि फूड एलर्जी के किस रोगी को एपिनेफ्रिन की दूसरी खुराक की आवश्यक पड़ेगी

अतः सिफारिश की जाती है कि ऐसे सभी रोगी अपने साथ अतिरिक्त खुराक रखें।

यदि आपको सांस लेने में तकलीफ, लगातार खांसी, धीमी नब्ज़, त्वचा पर चकत्ते, गले में कसावट, निगलने में परेशानी या उसके साथ-साथ उल्टी-दस्त अथवा पेट में दर्द जैसे गम्भीर लक्षण अनुभव हों, तो आप तुरन्त एपिनेफ्रिन का प्रयोग करें। एक के बाद दूसरी खुराक भी आवश्यक हो सकती है। तुरन्त एम्बुलेंस बुलायें (हमेशा उनके नम्बर अपने पास रखें) तथा हॉस्पीटल को सूचित कर दें कि आपने एपिनेफ्रिन की कितनी खुराक ले ली हैं। हॉस्पीटल पहुँचते ही आपको आपात कक्ष में पहुँचना आवश्यक है। हॉस्पिटल में एपिनेफ्रिन दिए जाने वाले रोगियों की देखभाल की अलग-अलग पॉलिसी होती है।

यदि आपको यह समझ नहीं आ रहा है कि एपिनेफ्रिन लेने की आवश्यकता है या नहीं, तो भी ले लें, क्योंकि इसके लेने के लाभ अधिक है तथा न लेने के खतरे अधिक है। घातक एलर्जी के लिए एपिनेफ्रिन सर्वाधिक सुरक्षित एवं असरकारी दवा मानी जाती है।

फ़ूड एलर्जी के लक्षण दिखने पर उपचार के लिए और दवायें भी दी जा सकती हैं किन्तु गौर करने योग्य बात यह है कि एपिनेफ्रिन की जगह कोई अन्य दवा नहीं ले सकती। यही एक ऐसी दवा है जो जीवन के लिए घातक तीव्र एलर्जी के खतरों को पलट सकती है।

बच्चों में फ़ूड एलर्जी की देखभाल:

चूँकि जीवन के लिए घातक फ़ूड एलर्जी की तीव्र प्रतिक्रिया घर के अतिरिक्त स्कूल या अन्य किसी स्थान पर भी हो सकती है, अतः ऐसे अभिभावक, जिनके बच्चों को फ़ूड एलर्जी है, उन्हें चाहिए कि वे अपने बच्चे के स्कूल में जाकर पता करें कि वहाँ आपात स्थिति से निपटने की क्या व्यवस्थायें हैं? उनके यहाँ कुछ ऐसी योजनायें होनी चाहिए जिससे फ़ूड एलर्जी को रोकने, पहचानने तथा उससे निपटने के निर्देश सम्मिलित हों, तथा विशेष आयोजनों जैसे - खेलकूद समारोह एवं पिकनिक इत्यादि में भी उपलब्ध हों। यदि आपके बच्चे को एपिनेफ्रिन का स्वयं लगाने वाला इंजेक्शन (Auto Injector) डॉक्टर द्वारा बताया गया है तो इस बात की पुष्टि कर लें कि आपके बच्चे तथा स्कूल-स्टाफ को उसकी उपयोग-विधि की भली-भांति जानकारी है अथवा नहीं।

क्या फूड एलर्जी को बढ़ने से रोका जा सकता है?

जी हाँ, यह बिन्दु समझना अत्यंत ही महत्वपूर्ण है। दूध, अण्डा, सोयाबीन तथा गेंहूँ से होने वाली एलर्जी से बच्चे आगे जाकर छुटकारा पा सकते हैं, परन्तु हमेशा नहीं। नये शोध इस ओर संकेत करते हैं कि लगभग 25% बच्चों में मूँगफली की एलर्जी समाप्त हो जाती है आपको ऐसा नहीं मान लेना चाहिये कि आपके बच्चे की एलर्जी की समस्या जीवन भर चलेगी। हालाँकि, कई लोगों के साथ यह समस्या बनी रहती है। यदि फूड एलर्जी की समस्या वयस्क होने पर भी बनी रहती है, तो इसके रुकने की संभावना न के बराबर होती है। वयस्क होने पर होने वाली फूड एलर्जी की प्रकृति जीवन पर्यन्त बनी रहने की होती है, यद्यपि इस क्षेत्र में अभी तक ज़्यादा कोई शोध नहीं हुआ है।

किशोरावस्था में पोषण

आयु के इस कालखण्ड में समुचित पोषण की अत्यधिक आवश्यकता होती है। किशोरों में मांसपेशियों, अस्थियों का विकास एवं किशोरियों में वसा का संग्रहण जैसे महत्वपूर्ण शारीरिक विकास संबंधी परिवर्तन होते हैं। पोषण से भरपूर आहार यह सुनिश्चित करता है कि आपके बच्चे का पूर्ण संभव शारीरिक विकास हो।समुचित पोषण-आहार न मिलने पर निम्न स्वास्थ्य संबंधी समस्यायें सामने आ सकती हैं।

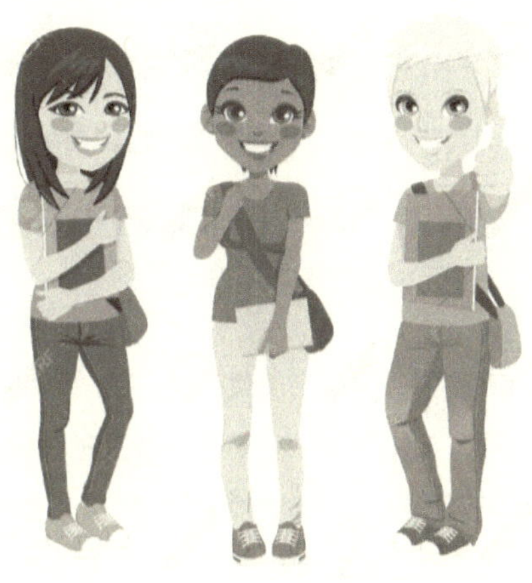

किशोरावस्था में सही पोषण न मिलने से होने वाली समस्यायें:

- हृदय रोग तथा कैंसर का खतरा।
- अस्थियों में खनिज (Minerals) अधिक होना तथा हड्डियों की भंगुरता (टूटन) का खतरा बढ़ जाना, इसे ऑस्टियोपोरोसिस भी कहते हैं।
- वजन बढ़ना एवं मोटापे का शिकार होना।
- टाइप-2 डायबिटीज़।
- वजन कम होना तथा शरीर का न पनपना।
- एनोरेक्सिया नर्वोसा - जिसमें व्यक्ति वजन बढ़ने के भय से खुद को भूखा रखता है और यदि खा भी लेता है तो उल्टी कर देता है।

➤ बुलीमिया नर्वोसा - इसमें व्यक्ति आवश्यकता से अधिक खा लेता है, फिर कैलोरी कम करने के लिये उल्टी करता है।

➤ अन्य सूक्ष्म पौष्टिक तत्वों की कमी से होने वाले रोग।

किशोरावस्था में पोषण की महत्वपूर्ण सलाह:

➤ भिन्न-भिन्न खाद्य पदार्थों का संतुलित अनुपात में उपयोग करें।

➤ भोजन को आत्मसात करने के लिए शारीरिक श्रम/व्यायाम करें।

➤ ऐसा आहार चुनें जिसमें पर्याप्त अनाज, फल एवं सब्जियाँ हों।

➤ ऐसा आहार चुनें जिसमें वसा, संतृप्त वसा तथा कोलेस्ट्रॉल कम हो।

➤ ऐसा आहार चुनें जिसमें शक्कर एवं नमक अधिक न हो।

➤ भरपूर कैल्शियम एवं आयरन वाला भोजन लें, जिससे बढ़ते शरीर की आवश्यकतायें पूरी हों।

बच्चे पौष्टिक आहार लें, इसके लिये माता-पिता को भी उदाहरण स्थापित करना चाहिये। स्वस्थ भोजन तथा नियमित व्यायाम की आदत आपके परिवार की जीवन शैली का हिस्सा होनी चाहिए। बेहतर होगा कि परिवार का हर सदस्य इन बातों का पालन करें, बजाय इसके कि आप केवल बच्चों पर ही इन बातों को थोपें। अभिभावकों को भी कम कैलोरी और कम वसा (fat) वाले खाद्य पदार्थ, नाश्ते और मिठाइयाँ तथा कम चिकनाई वाला दूध एवं पेय पदार्थ लेने चाहिये। उच्च कैलोरी वाले खाद्य पदार्थ एवं नाश्ते जैसे - आलू के चिप्स, मीठे पेय पदार्थ अथवा आइसक्रीम खरीदने से बचें। जल हमारे पोषण का महत्वपूर्ण अंग है, अतः दिन भर में प्रचुर मात्रा में जल पियें।

फूड पिरामिड हर समूह के भोजन के उचित अनुपात को दर्शाता है। आपको वास्तव में कितना खाना चहिये, यह आपकी आयु एवं शारीरिक सक्रियता पर निर्भर करता है। किशोरावस्था के लड़के जो शारीरिक रूप से अधिक सक्रिय होते हैं उन्हें लगभग 2800 कैलोरी की आवश्यकता होती है, अतः उन्हें उसी प्रकार भोजन लेना चाहिए, न अधिक और न कम। जिन बच्चों का वजन बढ़ा हुआ है, अथवा जो मोटापे का शिकार है, उन्हें अपने भोजन की मात्रा के प्रति सचेत रहने की आवश्यकता है।

किशोरों के लिए डाइट चार्ट		
खाद्य प्रकार	किशोर	किशोरी
अनाज (गेंहू, चावल, मक्का, बाजरा, ओट्स आदि)	300-400 ग्राम	300-350 ग्राम
दालें/राजमा/सोयाबीन/अन्य फलियां/ड्राई फ्रूट/मूंगफली/अंडा/मछली आदि	80-90 ग्राम	70-80 ग्राम
सब्ज़ियाँ हरे पत्ते वाली सब्ज़ियाँ, सलाद	150-200 ग्राम	150-200 ग्राम
फल	150 ग्राम	150 ग्राम
दूध	500 मि.ली	500 मि.ली
तेल एवं घी	35-50 ग्राम	35-40 ग्राम
शक्कर एवं मिठाईया	30 ग्राम	30 ग्राम

वसा, तेल एवं मिठाईयाँ:

हमारी आवश्यक कैलोरी का लगभग 30% वसा से मिलना चाहिये। 2200 कैलोरी वाले आहार में 73 ग्राम वसा प्रतिदिन एवं 2800 कैलोरी वाले आहार में 93 ग्राम वसा प्रतिदिन मिलनी चाहिए। आप किस प्रकार की वसा खा रहे हैं, यह भी बहुत महत्वपूर्ण है। डेयरी उत्पाद, तथा पाम आयल में पाई जाने वाली संतृप्त वसा ऑलिव, मूंगफली तथा कैनोला में पाई जाने वाली असंतृप्त वसा तथा सैफ फ्लावर, कार्न, सोयाबीन एवं बिनौले के तेल में पाई जाने वाली बहु अंसतृप्त वसा (Polyunsaturated) की अपेक्षा अधिक कोलेस्ट्रॉल बढ़ाती है। आप संतृप्त वसा (Saturated) का प्रयोग उस सीमा तक कम कर दें कि इससे आपको कुल कैलोरी का 10% से अधिक न मिले।

शक्कर से बड़ी मात्रा में खाली कैलोरी मिलती है, लेकिन उसकी पौष्टिकता बहुत ही कम होती है। इसके अंतर्गत सफेद शक्कर, गुड़, डिब्बा बंद तथाकथित फलों के रस, शहद, राब तथा इसी प्रकार के अन्य पदार्थ जैसे कैन्डीज़, शीतल पेय (Soft drinks), जैम, जैली आते हैं।

भोजन का चुनाव कैसे करें

- मांसाहार में मछली अथवा कम वसा के मांस का अधिक प्रयोग करें।
- डेयरी उत्पाद में क्रीम निकला हुआ अथवा कम वसा वाला पदार्थ ही प्रयोग करें।

⌃ तेल एवं चिकनाई के लिये असंतृप्त वसा का/तेल का प्रयोग करें।

⌃ ऐसे खाद्य पदार्थ जिनमें बड़ी मात्रा में संतृप्त वसा है, उनका प्रयोग सीमित कर दें।

⌃ अधिक मीठे पदार्थ न लें तथा अपने भोजन में अतिरिक्त शक्कर न मिलायें।

दूध, दही एवं पनीरः

डेयरी उत्पाद प्रोटीन, विटामिन एवं खनिज के लिये तो अच्छे होते ही है, ये कैल्शियम का सर्वोत्तम स्रोत होते हैं। किशोर वय बच्चों को दिनभर में दूध, दही, पनीर इत्यादि 2-3 बार लेना चाहिए।

कैसे चुनें?

⌃ आधा क्रीम निकला हुआ दूध तथा कम फैट का दही चुनें।

⌃ अधिक चिकनाई वाले पनीर तथा आइसक्रीम से परहेज करें।

⌃ मांसाहार (मीट, पोल्ट्री, मछली)

अण्डे, सूखी फलियां तथा मेवे:

इस समूह के खाद्य पदार्थ प्रोटीन, विटामिन, आयरन तथा जिंक से भरपूर होते हैं। इस समूह के खाद्य पदार्थ दिन में लगभग दो बार लेने चाहिये जो कि लगभग 150-200 ग्राम तक उच्च प्रोटीन आहार के बराबर होगा।

कैसे चुनें?

⌃ इस भोजन समूह से प्रतिदिन 3-4 औंस कम वसा का मांस, पोल्ट्री उत्पाद अथवा मछली ले सकते हैं तो लगभग एक औसत हैम्बर्गर या आधे चिकन ब्रेस्ट के बराबर है।

⌃ सबसे कम वसा वाले पदार्थों में लीन मीट (कम वसा वाला मांस), बिना त्वचा का पोल्ट्री मांस, मछली तथा सूखी फलियां एवं मटर हैं।

⌃ मांस पकाने के पहले उसका वसा वाला हिस्सा निकाल दें, कम से कम चिकनाई में भूनकर/सेंककर, उबाल कर, अधिक गर्म कर के इत्यादि विधियों से पकायें ना कि तलें।

﹀ याद रखें कि मेवों में उच्च वसा होती है तथा अण्डे के पीले भाग (Yolk) में उच्च कोलेस्ट्रॉल, अतः समुचित मात्रा में लें, अत्याधिक मात्रा में न लें।

सब्जियाँ:

सब्जियों से आपको सभी प्रकार के विटामिन जैसे - विटामिन ए, विटामिन बी कॉम्प्लेक्स, विटामिन सी एवं फोलेट, खनिज, जैसे - आयरन एवं मैग्नीशियम तथा रेशे (fibre) मिलते हैं। इनमें वसा की मात्रा भी बहुत कम होती है। आपको दिन में 2-4 बार सब्जियाँ खानी चाहिए।

कैसे चुनें?

﹀ आपको अलग-अलग प्रकार की सब्जियाँ खानी चाहिए जो आपको कई प्रकार के पोषक तत्व उपलब्ध कराती हैं और जो आपके शरीर के लिये आवश्यक हैं। इनमें आप गहरे हरे रंग की सब्जियाँ, गहरे पीले रंग की सब्जियाँ, स्टार्च युक्त सब्जियाँ जैसे - आलू इत्यादि, विभिन्न प्रकार की फलियाँ जैसे - सेम, रमास, ग्वार तथा अन्य सब्जियाँ जैसे - लेट्यूस, टमाटर, प्याज इत्यादि शामिल कर सकते हैं।

﹀ जब आप सब्जियाँ खायें तो उनमें मक्खन तथा सजाने के लिए अनावश्यक वसा का प्रयोग करने से बचें।

फल:

फल एवं 100% विशुद्ध फलों का रस भरपूर मात्रा में विटामिन 'ए' 'सी' तथा पोटशियम उपलब्ध कराता है, इनमें सोडियम और वसा की मात्रा भी अत्यधिक कम होती है।

कैसे चुनें?

﹀ ताजे फल एवं 100% फलों के रस का उपयोग करें। डिब्बा बंद चाशनी वाले फलों एवं फलों के रस के उपयोग से बचें।

﹀ फलों का रस पीने से बेहतर होगा कि आप साबुत फल खायें।

﹀ अलग-अलग प्रकार के फल, जैसे - खट्टे फल, खरबूज, केला, सेब खायें जिससे आप उनमें निहित विभिन्न पौष्टिक तत्वों को ग्रहण कर सकें/ पा सकें।

रोटी, दाल, चावल, ब्रेड तथा अन्य अनाज:

यह भोजन समूह हमारा बुनियादी आहार है। इनसे हमें जटिल कार्बोहाइड्रेट (स्टार्च), विटामिन, खनिज एवं रेशे (fibre) प्राप्त होते हैं। व्यक्ति को इस भोजन समूह से प्रतिदिन 6-11 हिस्से लेने चाहिये। एक हिस्सा लगभग एक कप पके हुए भोजन के बराबर है।

कैसे चुनें?

- अधिक रेशे (fibre) प्राप्त करने के लिए संपूर्ण अनाज से बनी रोटी तथा धान्य (cereals) को चुनें।

- ऐसा भोजन चुनें जिसमें वसा तथा शक्कर की मात्रा कम हो।

- अतिरिक्त घी, मक्खन, पनीर इत्यादि का उपयोग न करते हुए इस समूह के खाद्य पदार्थों की कैलोरी एवं वसा बढ़ाने से बचें।

कैल्शियम की आवश्यकता:

कैल्शियम एक महत्वपूर्ण खनिज है, जो हमारे शरीर की अस्थियों का प्रमुख तत्व है। हमारी दैनिक आवश्यकता की पूर्ति के लिए तथा अस्थियों की मजबूती के लिए हमें ऐसा आहार लेना आवश्यक है जो कैल्शियम से भरपूर हो। जब बच्चों को पर्याप्त कैल्शियम तथा विटामिन डी नहीं मिलता है तब उन्हें अस्थि संबंधी रोग रिकेट्स (Rickets) हो जाता है, तथा बड़ों को ऑस्टिपोरोसिस (अस्थि-भंगुरता)।

किशोरावस्था में औसतन 1200-1500 मि.ग्रा. कैल्शियम की आवश्यकता प्रतिदिन होती है। अतः बेहतर होगा कि आप बच्चे के आहार में कैल्शियम की मात्रा जाँच लें। प्रतिदिन कितना कैल्शियम ले रहे हैं यह जाँच कर लें। दूध, दही एवं पनीर कैल्शियम के अच्छे स्रोत हैं। अन्य स्रोत हैं - हरी पत्तेदार सब्जियाँ, सोयाबीन, सूखे मेवे, सैलमॉन इत्यादि।

आयरन की आवश्यकता:

बच्चे की समुचित वृद्धि एवं विकास के लिए आयरन (लौह), एक अत्यंत महत्वपूर्ण खनिज है। इसकी सही मात्रा किशोरावस्था में अत्यधिक आवश्यक है और लड़कियों के लिये विशेष रूप से आवश्यक है। आयरन की दैनिक

आवश्यकता की पूर्ति के लिये तथा मजबूत मांसपेशियों एवं रक्त निर्माण के लिये आयरन से भरपूर आहार अत्यंत आवश्यक है।

मोटे तौर पर, किशोरावस्था में प्रतिदिन लड़कों को 12 मि.ग्रा. तथा लड़कियों को 15 मि.ग्रा आयरन की आवश्यकता होती है। सामान्य तौर पर हरी पत्तेदार सब्जियों, फलियों, मेवों अनाजों इत्यादि में आयरन भरपूर मात्रा में होता है। मछली, अण्डा, लिवर इत्यादि मांसाहारी खाद्य पदार्थों में आयरन प्रचुर मात्रा में होता है। जब भी आप अपने परिवार के लिये आहार तय करें तो उसमें आयरन की उपस्थिति एवं मात्रा अवश्य जाँच लें। आप आयरन मिश्रित (फोर्टिफाइड) खाद्य पदार्थ जैसे - धान्य, ब्रेड, चावल, पास्ता इत्यादि का चुनाव भी कर सकते हैं।

खाद्य योजक एवं संरक्षक

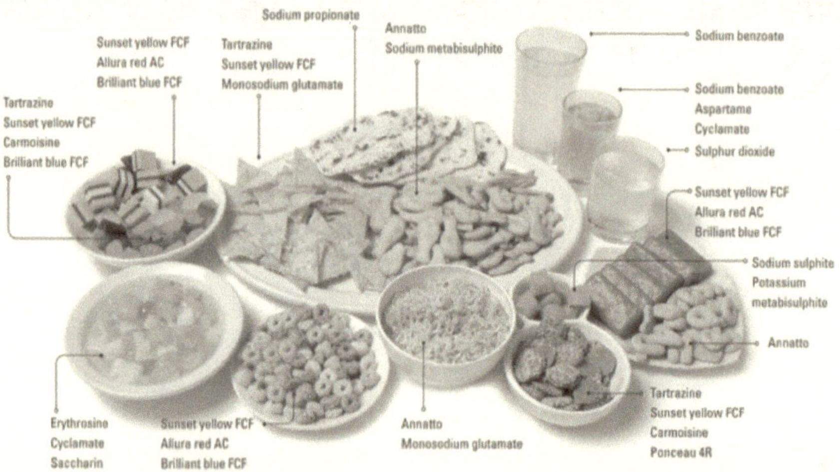

खाद्य योजक या फूड एडिटिव्स (Food additives) वे पदार्थ होते हैं जो पदार्थों के रूप, रंग, गंध, स्वाद इत्यादि को बढ़ाने का कार्य करते हैं एवं संरक्षित करते हैं। उदाहरण के लिए अचार बनाते समय सिरका डालना, नमक से संरक्षित करना, मिठाइयाँ संरक्षित करना या सल्फर डाई ऑक्साइड का प्रयोग करते हुये मदिरा को संरक्षित करना। 20वीं के उत्तरार्ध में सभी जगह प्रसंस्कृत (processed) खाद्य पदार्थों का चलन बढ़ जाने से कई प्राकृतिक एवं कृत्रिम खाद्य योजक अस्तित्व में आये।

खाद्य संरक्षक या फूड प्रिजर्वेटिव वो पदार्थ होते है जो भोज्य पदार्थों में बैक्टीरिया, यीस्ट, तथा फफूँद को बढ़ने से रोकते हैं तथा उस पदार्थ को लम्बे समय तक खराब होने से बचाते हैं। प्रत्यक्ष योजक (Direct Additives) वे होते हैं जो किसी खास उद्देश्य से खाद्य पदार्थ में हमारे द्वारा ही मिलाये जाते हैं। प्रसंस्करण, पैकेजिंग अथवा भण्डारण की प्रक्रिया

के दौरान खाद्य पदार्थ जिनके सम्पर्क में आते हैं, वे अप्रत्यक्ष योजक (Indirect Additives) होते हैं।

खाद्य संरक्षक एवं योजकों का प्रयोग प्राचीनकाल से ही होता आया है। जब मांस धुँआ लगाकर संरक्षित किया जाता है, तब ब्यूटीलेटेड हाइड्रोक्सीएनीसोल तथा ब्यूटिल गैलेट नाम के कम्पाउण्ड बनते हैं जो एंटीऑक्सीडेंट तथा बैक्टीरिया को रोकने का प्रभाव उत्पन्न करते हैं। शताब्दियों तक नमक को भी संरक्षक के रूप में उपयोग में लाया गया है। नमक मांस तथा अन्य खाद्य पदार्थों में पानी की सक्रियता को कम कर देता है तथा बैक्टीरिया की वृद्धि को रोकता है। खाद्य पदार्थों में अतिरिक्त जल की उपस्थिति बैक्टीरिया, खमीर तथा फफूँद को बढ़ाती है। अचार बनाते समय सिरके जैसे अम्ल का उपयोग खाद्य पदार्थ का pH उस स्तर तक कम कर देता है, जहाँ बैक्टीरिया की वृद्धि नहीं हो पाती है। कुछ जड़ी बूटी एवं मसाले जैसे पत्ता, दालचीनी एवं मिर्च में भी एंटी ऑक्सीडेंट होते हैं जो बैक्टीरिया को समाप्त कर सकते हैं।

संरक्षक (Preservatives) एवं योजक (additives) का उपयोगः

खाद्य संरक्षक एवं योजक निम्न श्रेणियों में वर्गीकृत किये जा सकते हैं:

एंटीमाइक्रोबियल (antimicrobial) एजेन्ट: ये फफूँद एवं सूक्ष्म जीवाणुओं द्वारा भोजन को खराब होने से बचाते हैं। उदाहरण के लिए सिरका, नमक, कैल्शियम, प्रोपियोनेट तथा सॉर्विक एसिड, जो अचार, बेकरी के सामान, सलाद के लिए प्रयोग में लाई जाने वाली खाद्य सामग्री, पनीर, मार्गराइन इत्यादि में उपयोग की जाती है।

एंटीऑक्सीडेंट: ये वसा युक्त पदार्थों में दुर्गंध तथा खाद्य पदार्थों में ऑक्सीजन की उपस्थिति से होने वाले नुकसान को रोकते हैं। इनके उदाहरण है - विटामिन 'सी', विटामिन 'ई', बीएचए, बीएचटी (butylated hydroxylone) तथा प्रोपाइल गैलेट (propyl gellato)

कृत्रिम रंग: इन्हें मिलाने से खाद्य पदार्थ आकर्षक बन जाता है। ये कुछ खाद्य पदार्थों को वही रंग देते हैं, जिन्हें उपभोक्ता किसी विशेष स्वाद से जोड़ता है, जैसे - लाल रंग चैरी से तथा हरा रंग नीबू से।

कृत्रिम स्वाद (Flavour) एवं स्वादवर्धक: इन्हें भोज्य पदार्थों का स्वाद बेहतर बनाने अथवा कोई विशेष स्वाद पैदा करने के लिए उपयोग में लाया जाता है। जैसे: नमक, शक्कर तथा वैनिला।

ब्लीचिंग एजेंट: परॉक्साइड जैसे पदार्थों का उपयोग गेंहूँ के आटे तथा पनीर जैसे खाद्य पदार्थों को अधिक सफेद करने के लिए उपयोग में किया जाता है।

चीलेटिंग (Chelating) एजेन्ट: किसी खाद्य पदार्थ का प्रसंस्करण (Processing) करते समय संभावित रूप से उसके बेरंग होने, स्वाद बदलने तथा दुर्गंध आने से रोकने के लिये इसका उपयोग किया जाता है। उदाहरण के लिए साइट्रिक एसिड, मेलिक एसिड तथा टार्टरिक एसिड।

पोषक तत्व योजक (Nutrient additives): इसके अन्तर्गत विटामिन तथा खनिज आते है, जो खाद्य पदार्थों की गुणवत्ता एवं पौष्टिकता को बढ़ाने के लिए उपयोग में लाये जाते हैं, जैसे दूध को विटामिन डी से तथा चावल को थायमिन, रिबोफ्लोविन तथा नायसिन से अधिक पौष्टिक बनाया जाता है।

गाढ़ा करने एवं स्थिर (Stabilizing) करने वाले पदार्थ: ये खाद्य पदार्थ के स्वरूप को बदलने के लिए उपयोग में लाये जाते हैं। उदाहरण के लिए लेसिथिन एक ऐसा इमल्सिफाइंग एजेन्ट है जो सलाद की सज्जा में उपयोग के लिए सिरके और तेल को एकसार कर देता है। इसी प्रकार कैराजीन (Carrageen) आइसक्रीम व जैली बनाने में उन्हें गाढ़ा करने के काम आता है।

अम्लवर्धक (Acidulant) पदार्थ: ये खट्टापन या अम्लीय स्वाद बढ़ाने के काम आते हैं। सिरका, साइट्रिक ऐसिड, टार्टरिक एसिड, मेलिक एसिड, फ्यूमेरिक एसिड तथा लेक्टिक एसिड आमतौर पर उपयोग में लाये जाने वाले अम्लवर्धक हैं।

एसिडिटी रेग्युलेटर: इन्हें खाद्य पदार्थों के स्थायित्व तथा एंजाइम की सक्रियता को प्रभावित करने के लिए अम्लता को नियंत्रित करने के उद्देश्य से उपयोग में लाता जाता है।

एंटीकेकिंग एजेन्ट: ये मिल्क पाउडर को जमने एवं चिपकने से रोकता है।

एंटीफोमिंग एजेन्ट: यह खाद्य पदार्थों में झाग बनने की प्रक्रिया को कम करता है अथवा रोकता है।

बल्किंग (Bulking) एजेन्ट: ये पदार्थ किसी खाद्य पदार्थ की मात्रा को बढ़ाने का कार्य करते हैं, साथ ही उसके स्वाद पर कोई प्रभाव नहीं डालते हैं, जैसे स्टार्च।

चमक बढ़ाने वाले पदार्थ (Glazing Agents): चमक बढ़ाने वाले पदार्थ खाद्य पदार्थों की चमक बढ़ाने अथवा उन पर एक सुरक्षा परत बनाने के काम आते हैं।

नमी कारक पदार्थ (Humectants): नमी कारक पदार्थ खाद्य पदार्थों में नमी बनाये रखने तथा उन्हें सूखने से बचाने का काम करते हैं।

ट्रेसर गैस: यह किसी खाद्य पदार्थ की समुचित पैकिंग के लिये प्रयोग की जाती है जिससे खाद्य पदार्थ वातावरण के सम्पर्क में न आ पाये और लम्बे समय तक चलें।

संरक्षक (Preservatives): ये खाद्य पदार्थों को फफूंद, बैक्टीरिया तथा अन्य सूक्ष्म जीवाणुओं से होने वाली हानि से बचाते हैं।

मधुरक (Sweetener): ये खाद्य पदार्थ को मीठा करते हैं किन्तु ये शक्कर नहीं है। ये इसलिये मिलाये जाते हैं ताकि भोजन में कैलोरी कम रहे, जिससे डायबिटीज़, दाँतों की सड़न एवं डायरिया वाले रोगियों को मीठा स्वाद भी मिल जाये एवं हानि भी न हो।

गाढ़क (Thickeners): किसी द्रव्य में मिलाने पर ये उसका गाढ़ापन बढ़ाते हैं, लेकिन उस पदार्थ की गुणवत्ता पर कोई विशेष प्रभाव नहीं डालते।

खाद्य योजकों के हानिकारक प्रभाव

खाद्य योजकों के हानिकारक प्रभाव

● संरक्षक Preservatives ● स्वादवर्धक Flavouring Agents ● रंग Colouring Agents ● एमल्सिफायर, स्टेब्लाइज़र एवं गाढ़ा करने वाले (Thickener) पदार्थ ● पोषक तत्व (Nutrients) ● एंटीऑक्सीडेंट (Antioxidants) ● योजक (Additives)	▪ एलर्जी ▪ अतिसक्रियता (Hyperactivity) ▪ लम्बी बीमारियां ▪ अस्थमा ▪ एम एस जी के साइड इफेक्ट ▪ नाइट्रेट (III) की विषैली एवं कैंसर उत्पन्न करने की प्रकृति ▪ सल्फर डाई ऑक्साइड का विषैलापन ▪ सैक्रीन में कैंसर उत्पन्न करने की तीव्र प्रकृति

खतरनाक लिस्ट

योजक उपयोग	प्रमुख	प्रमुख समस्यायें
E102 - टार्ट्रीजाइन	मिठाईयाँ, बिस्किट, मटर का गूदा	अति सक्रियता, अस्थमा
E124 - पॉन्सो (लाल रंग)	मिठाईयाँ, बिस्किट, पेय पदार्थ	एलर्जी, सहन शक्ति खो देना
E110 - सनसेट यैलो	मिठाईयां, आइसक्रीम, पेय पदार्थ	पेट खराब होना, एलर्जी
E122 - कॉर्मोइसिन	बिस्किट, जैली, मिठाइयां रेडीमेड भोजन	एलर्जी सहन शक्ति खो देना
E104 - क्विनॉलाइन यैलो	अचार, मिठाइयाँ स्मोक्ड मांस	अति सक्रियता, अस्थमा
E129 - एल्यूरा रेड	शीतल पेय, कॉकटेल सॉसेज	अति संवेदनशीलता (Hyper Sensitivity)
E211 - सोडियम	शीतल पेय, बेकरी लॉलीज़ (Lollies)	अस्थमा, अति सक्रियता (Hyper Activity)

विशेष किस्म के आहार

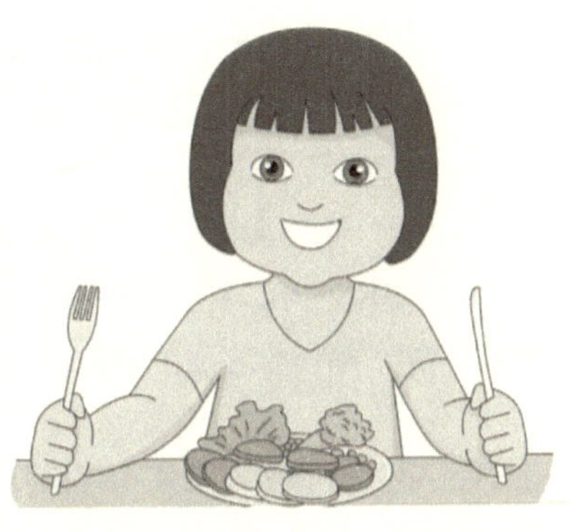

विशेष आहार सौ से भी अधिक प्रकार के हैं। यह दुनिया बहुत बड़ी है तथा इसमें रहने वाली जनसंख्या के अनुरूप विशेष आहार तय किये गये हैं। ये विशेष आहार, धार्मिक जन समूह, भौगोलिक समूह, अधिक वजन के लोगों के लिये, कम वजन के लोगों के लिये तथा व्यक्तिगत रुचि के आधार पर होते हैं। हर विशिष्ट आहार स्वास्थ्य के लिये अच्छा हो, यह आवश्यक नहीं; बल्कि कुछ बहुत घातक भी होते हैं। कुछ विशिष्ट आहार सिर्फ प्रयोग के लिये होते है जिनका स्वास्थ्य पर खतरनाक प्रभाव पड़ सकता है तथा जिनका लाभ भी कुछ नहीं होता। विशेषकर यह बात आहार कम करने (Crash diet) तथा वजन घटाने की योजनाओं पर बिल्कुल सही बैठती है, क्योंकि ऐसा करने के लिये व्यक्ति को अपने दैनिक भोजन प्रणाली में बहुत बड़ा परिवर्तन करना पड़ता है।

नीचे कुछ विशेष/विशिष्ट आहारों की सूची दी गयी है।

शाकाहारी आहार:

शाकाहारी आहार में, मांसाहारी पदार्थ या उनके प्रतिफल (by product) से बने हुये पदार्थ जैसे - पशुओं से प्राप्त जेलेटिन तथा जमा हुआ दूध (rennet) शामिल करने से बचा जाता है। शाकाहार में भी कई उपश्रेणियां हैं, जो निम्नानुसार हैं।

लैक्टो वेजिटेरियनिज़्म: ऐसा शाकाहारी आहार जो दूध तथा अन्य डेयरी उत्पादों को मान्यता देता है, किन्तु अन्य किसी भी मांसाहारी पदार्थों को सम्मिलित नहीं करता है, जिसमें अण्डा भी शामिल है। यह आहार हिन्दू, सिक्ख तथा जैन धर्म के अनुयायियो में आम तौर पर प्रचलित है, जो अहिंसा के सिद्धांत को बढ़ावा देते हैं।

ओवो वेजिटेरियनिज़्म: ऐसा शाकाहारी आहार जिसमें अण्डा तो शामिल होता है, किन्तु दूध तथा अन्य डेयरी उत्पाद नहीं।

ओवो-लैक्टो वेजिटेरियनजम: ऐसा शाकाहारी आहार जिसमें अण्डा तथा डेयरी उत्पाद दोनों ही शामिल होते हैं।

वीगन आहार: यह बिल्कुल विशुद्ध आहार है जिसमें मांसाहार स्रोतों से प्राप्त किसी भी आहार को शामिल नहीं किया जाता। अण्डा, डेयरी उत्पाद वर्जित हैं, यहाँ तक कि शहद भी नहीं।

फलाहार: यह आहार मुख्यतः फलों पर आधारित है।

अत्यन्त कम ऊर्जा (कैलोरी) का आहार:

अत्यंत कम कैलोरी के आहार का उद्देश्य है, प्रतिदिन 800 से कम कैलोरी की आपूर्ति करना। ऐसा आहार आमतौर पर किसी डॉक्टर की निगरानी में दिया जाता है। जीरो कैलोरी आहार भी इसी में सम्मिलित है।

एटकिन्स डाइट (आहार): यह निम्न कार्बोहाइड्रेट वाला आहार है, जिसे पोषण विशेषज्ञ रॉबर्ट एटकिन्स ने बीसवीं शताब्दी के उत्तरार्द्ध एवं इक्कीसवी शताब्दी के पूर्वार्द्ध में काफी प्रचलित किया। एटकिन्स आहार के चार चरण हैं - प्रवेश, संतुलन, एकरसता तथा संरक्षण। जैसे-जैसे व्यक्ति अगले चरण की ओर बढ़ता जाता है, कार्बोहाइड्रेट के उपभोग की मात्रा बढ़ा दी जाती है। जो लोग इस आहार का समर्थन करते हैं, उनका तर्क है कि वजन घटाने का यह तरीका कम कैलोरी वाले आहार से बेहतर है; आहार विशेषज्ञों का कहना है कि कम कार्बोडाइड्रेट वाला भोजन शारीरिक स्वास्थ्य के लिए हानिकारक है।

ड्यूकन डाइट (आहार): विभिन्न चरणों वाले ये आहार उच्च प्रोटीन तथा सीमित कार्बोडाइड्रेट से युक्त होते हैं। यह आहार दो चरणों से शुरु होता है, जिसमें कम समय में वजन घटाना प्रमुख होता है, उसके बाद अगले दो चरणों में उस घटे हुए वजन को स्थिर रखना, फिर दीर्घकालिक संतुलित आहार पर लौटना।

कम वसा युक्त स्टार्च आधारित आहार:

मैकडूगम का स्टार्च आधारित आहार निम्न वसा वाले आहार का उदाहरण है। आलू, चावल तथा फलियों पर आधारित स्टार्च युक्त यह आहार अत्यधिक कैलोरी एवं रेशे युक्त होता है तथा इसमें वसा की मात्रा बहुत कम होती है। इसमें पशुओं से प्राप्त होने वाला मांस, चर्बी इत्यादि तथा किसी प्रकार के वेजीटेबल तेल के प्रयोग से बचा जाता है। यह आहार इस ऐतिहासिक अवलोकन पर आधारित है कि दुनियाभर की लगभग सभी सभ्यतायें अपने अस्तित्व के लिये स्टार्च युक्त भोजन/आहार पर निर्भर रही हैं।

क्रैश (अल्पाहार) डाइट:

क्रैश डाइट प्लान वह योजना है जो तेजी से वजन कम करने के लिये आपके भोजन करने की आदतों में बहुत बड़ा बदलाव करती है। क्रैश डाइट की सिफारिश नहीं की जा सकती बल्कि ये स्वास्थ्य के लिए हानिकारक हो सकती है। कुछ क्रैश डाइट निम्न प्रकार हैं।

बैवरली हिल्स डाइट: यह नितांत कठोर/सख्त आहार है जिसमें शुरु के कुछ दिन केवल फल खाकर ही रहना पड़ता है, फिर धीरे-धीरे कुछ चुने हुये आहार को छठवें सप्ताह तक शामिल किया जाता है।

पत्ता गोभी के सूप का आहार: अत्यधिक मात्रा में पत्ता गोभी के सूप पर आधारित यह आहार बहुत कम कैलोरी (ऊर्जा) वाला होता है। इस तरह का आहार एक सनक से कम नहीं है।

अंगूर पर आधारित आहार: यह भी एक सनक भरा आहार है। इसमें वजन कम करने के उद्देश्य से भोजन के स्थान पर बड़ी मात्रा में केवल अंगूर ही खाना होता है।

डीटॉक्स आहार:

इस आहार में या तो व्यक्ति कुछ खाता नहीं या शरीर में जो भी हानिकारक पदार्थ है उन्हें बाहर निकालने का प्रयत्न करता है। उदाहरण के लिए - ऐसे भोज्य/खाद्य पदार्थों का सेवन न करना जिसमें रंग अथवा किसी संरक्षक (Preservative) का प्रयोग हुआ हो। दूसरा उदाहरण है बहुत अधिक मात्रा में पानी पीना। इस आहार की आलोचना की गई है क्योंकि एक निश्चित मात्रा से अधिक पानी पीने से हाइपोनेट्रीमिया (Hyponatremia) हो जाता है जिसमें शरीर में सोडियम की मात्रा कम हो जाती है।

फलों के रस पर उपवास: ये भी डीटॉक्स आहार का ही एक स्वरूप है जिसमें शरीर के लिये आवश्यक पोषण फलों एवं सब्जियों के रस से ही प्राप्त किया जाता है।

मास्टर क्लीन्ज़ (Master Cleanse): यह रस उपवास का ही एक स्वरूप है।

धर्म/आस्था पर आधारित आहार:

कुछ लोगों का आहार संबंधी चुनाव धार्मिक, आध्यात्मिक अथवा दार्शनिक मान्यताओं से प्रभावित होता है।

हिन्दू एवं जैनियों का आहार: अधिकांश हिन्दुओं एवं जैनियों का आहार दूध एवं शाकाहार होता है जो अहिंसा के सिद्धांत पर आधारित है।

बौद्ध-आहार: बौद्ध धर्म में आहार को लेकर कोई विशेष नियम नहीं हैं, फिर भी कुछ बौद्ध धर्म के अनुयायी प्रारंभिक पाँच उपदेशों की व्याख्या के अनुसार शाकाहार का कड़ाई से पालन करते हैं।

मुस्लिम आहार: मुसलमान इस्लामिक नियमों के अनुसार केवल हलाल का मांस ही खाते हैं। मुस्लिम नियम के अनुसार हलाल की विधि से तैयार नहीं किये गए पशु का मांस खाना हराम है।

कोशर-आहार: यहूदियों में काश्रुत (Kashrut) के तहत तय किये गये भोजन/आहार के नियमों को कोशर करते हैं। कुछ आहार तथा आहारों का संयोजन

गैर-कोशर भी होता है। ऐसा आहार जो काश्रुत के अनुसार तैयार न किया गया हो उसे गैर-कोशर आहार कहते है।

सेवेंथ डे एडवेंटिस्ट (ईसाई): ये यहूदियों के कोशर नियमों के साथ मदिरा एवं कैफीन युक्त पेय पदार्थों का निषेध करते हुये संपूर्ण भोजन पर बल देते हैं। लगभग आधे एडवेंटिस्ट ऐसे शाकाहारी होते हैं जिनके आहार में डेयरी उत्पाद तथा अण्डा शामिल होता है अर्थात् लैक्टो-ओवो-वेजेटेरियन।

स्वास्थ्य कारणों से अपनाया जाने वाला आहार:

इस प्रकार का आहार स्वास्थ्य कारणों अथवा एलर्जी के कारण अपनाया जाता है।

डायबिटीज़ का आहार: यह आहार विस्तृत रूप से उन लोगों के लिए प्रयुक्त किया जाता है जो डायबिटीज़ के मरीज़ हैं। डायबिटीज़ के मरीजों के लिए दिशा निर्देश (guidelines) नई-नई शोधों के साथ बदलते रहते हैं और वैज्ञानिकों में इस बात को लेकर बड़ा विरोधाभास बना रहता है कि ऐसे मरीजों के लिए सर्वोत्तम आहार क्या है?

उच्च रक्त चाप वालों के लिये आहार: यह आहार उच्च रक्तचाप के मरीजों के लिये तय किया गया है। इसके अनुसार उन्हें फल, सब्जियाँ, संपूर्ण अनाज तथा कम वसा वाले डेयरी उत्पाद अपने आहार में प्रचुर मात्रा में शामिल करने चाहिये तथा मीठे खाद्य पदार्थ, लाल मांस तथा अधिक वसा को अपने आहार की सूची से बाहर रखना चाहिये।

प्राथमिक आहार (Elemental Diet): उपचार के दौरान यह आहार द्रव्य (Liquid) रूप में दिया जाता है, जिसमें सभी आवश्यक पौष्टिक तत्वों का समावेश होता है और जिसे निगलना आसान होता है।

आहार में निष्कासन (Elimination Diet): इसमें विपरीत प्रभाव वाले खाद्य पदार्थों को चिन्हित कर अपनी आहार सूची से अलग कर दिया जाता है।

ग्लूटेन मुक्त आहार: इस आहार में जौ, रागी तथा गेहूँ में पाये जाने वाले प्रोटीन ग्लूटेन से परहेज किया जाता है। इस प्रकार का आहार ग्लूटेन से

संबंधित बीमारियों, ग्लूटेन के प्रति संवेदनशीलता, त्वचा रोग तथा गेहूँ से एलर्जी के उपचार के लिये/के दौरान दिया जाता है।

ग्लूटेन मुक्त, केसीन मुक्त आहार: इस आहार को ग्लूटन के साथ-साथ दूध, दही, पनीर इत्यादि में पाये जाने वाले प्रोटीन केसीन से भी मुक्त रखा जाता है।

गुर्दे के लिये आहार: यह आहार किडनी की समस्या वाले रोगियों, विशेषकर जिनकी किडनी (गुर्दे) खराब हो चुकी हो, के लिये हैं। गुर्दों के लिये लाभदायक आहार में अधिक मात्रा में प्रोटीन, पोटेशियम, फॉस्फोरस तथा पानी के अतिरिक्त अन्य सभी पेय पदार्थों का निषेध होता है। अधिक मात्रा में द्रव्य पदार्थ भी निषेध होते हैं।

कीटो आहार: इस आहार में प्रचुर मात्रा में वसा तथा कम कार्बोहाइड्रेट होता है तथा इसमें आहार की वसा तथा शरीर की वसा ऊर्जा में परिवर्तित हो जाते हैं। मिर्गी के उपचार के दौरान यह आहार प्रयोग में लाया जाता है।

विशिष्ट कार्बोहाइड्रेट आहार: ऐसा आहार जिसमें अनाजों तथा जटिल शर्करा में पायी जाने वाली जटिल कार्बोहाइड्रेट को शामिल नहीं किया जाता है। इस प्रकार के आहार पेट में अल्सर, पाचन की समस्या, आँतों की समस्या व ऑटिज्म से ग्रस्त लोगों के लिये विशेष रूप से लाभदायक होते हैं।

निम्न कार्बोहाइड्रेट आहार के बारे में जानने योग्य बातें डाइटिंग करने वालों के लिए:

निम्न कार्बोहाइड्रेट वाले आहार का प्रयोग नहीं करना चाहिये। ये हानिकारक भी हो सकता है। कार्बोहाइड्रेट हमारा शत्रु नहीं है। सही प्रकार का एवं उचित मात्रा में खाया जाने वाला कार्बोहाइड्रेट लम्बी स्वस्थ आयु तथा वजन कम करने/बनाए रखने के लिये आवश्यक है।

कम/निम्न कार्बोहाइड्रेट आहार पर शरीर की त्वरित प्रक्रिया:

- जब ऊर्जा प्राप्त करने के लिए ग्लूकोज़ उपलब्ध नहीं होता है तब शरीर प्रोटीन से ऊर्जा प्राप्त करना शुरु कर देता है। तब नये सेल एवं टिश्यू

के निर्माण, एंजाइम, हारमोन तथा प्रतिरोधी तत्वों के निर्माण, शरीर की टूट-फूट की मरम्मत, तथा शरीर में द्रव्य पदार्थ के संतुलन जैसे अधिक महत्वपूर्ण कार्यों के लिये प्रोटीन उपलब्ध नहीं होता है, इसका अभाव हो जाता है।

⏶ जब कार्बोहाइड्रेट की कमी हो जाती है, तब हमारा शरीर वसा को सही तरीके से गला नहीं पाता। इस प्रकार, वसा के अधूरे पाचन से कीटोन नामक पदार्थ/तत्व तैयार होता है। ये कीटोन रक्त तथा मूत्र में एकत्रित हो जाते हैं तथा कीटोसिस नामक रोग पैदा करते हैं, जो एक असामान्य स्थिति है। शरीर के रक्षा तंत्र का एक हिस्सा होने के कारण कीटोसिस भूख में कमी ला देता है।

⏶ ऊर्जा में कमी के कारण तथा कीटोन्स जमने के कारण, निम्न कार्बोहाइड्रेट वाले आहार से सिरदर्द, उल्टी, चक्कर, थकान, श्वास में दुर्गन्ध तथा शरीर में पानी की कमी तथा रेशे (Fibre) की कमी के कारण कब्ज हो सकता है। कम कार्ब वाले आहार के कारण शारीरिक व्यायाम तथा स्वास्थ्य का स्तर घट जाता है।

निम्न कार्बोहाइड्रेट आहार के दूरगामी परिणाम:

जब आप अपने आहार में कार्ब लेने में सख्त परहेज करते हैं, तो प्रोटीन एवं वसा की मात्रा स्वतः ही बढ़ जाती है, जिसके दूरगामी परिणाम सामने आते हैं।

➢ जब आप अपने आहार में से कार्बोहाइड्रेट के प्राकृतिक स्रोत वाले पदार्थ जैसे फल, सब्जी, अनाज, फलियाँ इत्यादि हटा देते हैं, तो कई प्रकार के कैंसर उत्पन्न होने का खतरा बढ़ जाता है।

➢ प्रोटीन खाद्य पदार्थों में अत्यधिक मात्रा में प्यूराइट होता है, जो यूरिक एसिड में बदल जाता है। रक्त में यूरिक एसिड का बढ़ा हुआ स्तर जोड़ों में यूरिक एसिड के नुकीले कण जमा कर देता है, जिससे गाउट (Gout) नामक जोड़ो की बीमारी हो जाती है।

➢ ज्यादा प्रोटीन वाला आहार गुर्दे (किडनी) में पथरी भी बना सकता है।

➢ अधिक प्रोटीन वाले आहार से कैल्शियम की कमी हो सकती है, परिणाम स्वरूप ऑस्टियोपोरोसिस (अस्थि भंगुरता) की समस्या हो सकती है।

➢ कम कार्बोहाइड्रेट तथा अधिक प्रोटीन, कोलेस्ट्रॉल, वसा एवं संतृप्त (Saturated) वसा वाला आहार हृदय रोग के खतरे को काफी बढ़ा देता है। कोलेस्ट्रॉल के स्तर में अस्थायी कमी हो सकती है, किन्तु वजन कम करने की प्रक्रिया में यह बहुत ही सामान्य बात है।

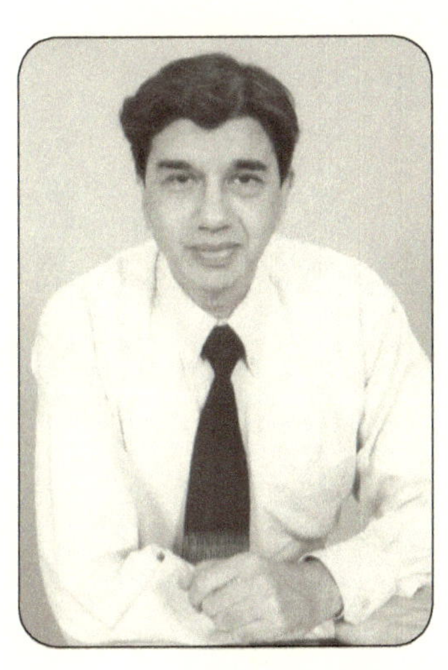

डॉ. मुकुल तिवारी एक वरिष्ठ बाल एवं शिशु विशेषज्ञ हैं। लेखन उनका शौक है। उन्होंने बाल एवं शिशु स्वास्थ्य तथा किशोर स्वास्थ्य को लेकर कई किताबें लिखी एवं संपादित करी हैं। राष्ट्रीय जर्नल्स एवं समाचार पत्रों में भी कई लेख लिखे हैं। वह बाल स्वास्थ्य से संबंधित कई टेलीविजन टॉक शो में हिस्सा ले चुके हैं। वह भारतीय बाल अकादमी एवं इंडियन मेडिकल एसोसिएशन के अनेक पदों पर रहे हैं। उन्हें वर्ष 2007 में "फैलो ऑफ इंडियन एकेडमी ऑफ पीडियाट्रिक्स " की उपाधि दी गई थी। वर्ष 2016 में इंडियन मेडिकल एसोसिएशन द्वारा डॉ". "बी.सी. रॉय ओरेशन अवॉर्ड "से एवं सन 2018 में टाइम्स ऑफ इंडिया द्वारा "आइकंस ऑफ द हैल्थ अवार्ड "से सम्मानित किया गया था।

वर्ष २०२२ में इंडियन मेडिकल एसोसिएशन द्वारा मानद प्रोफेसर की उपाधि प्रदान की गयी।